血液型ダイエット

AB型さんダイエット

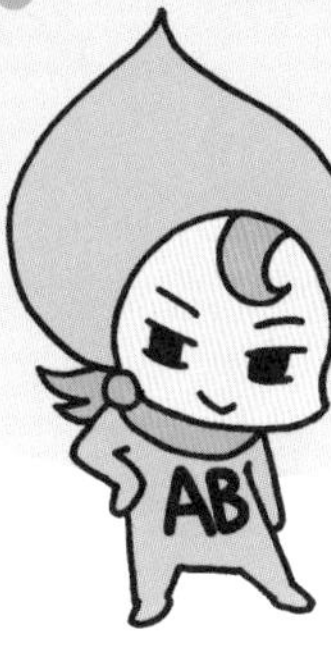

中島旻保 著

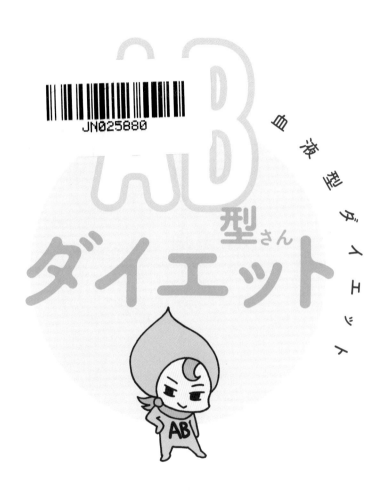

AB型さんの「あるある!」NGダイエット

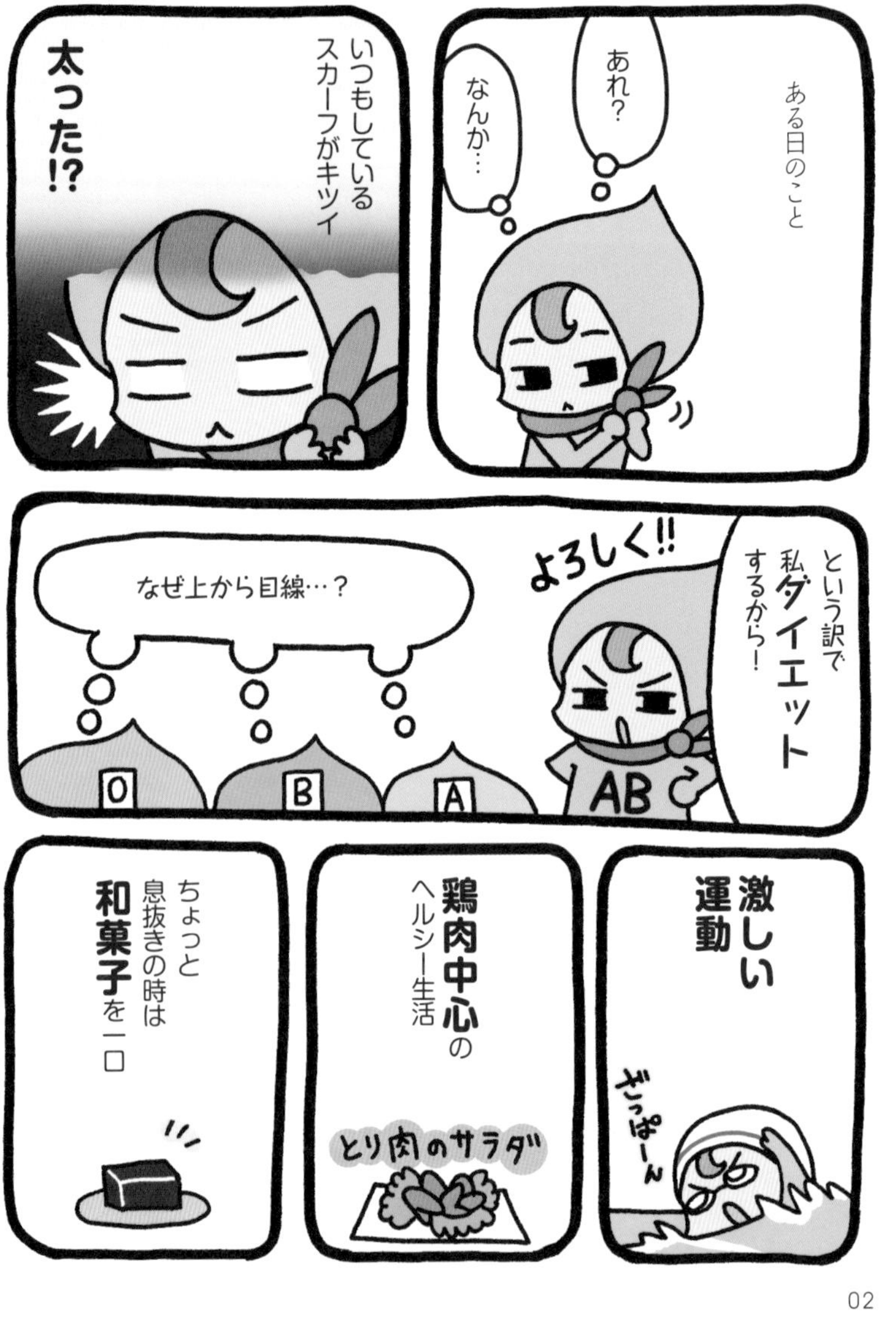

ある日のこと
あれ?
なんか…
いつもしている
スカーフがキツイ
太った!?
という訳で
私ダイエット
するから!
よろしく!!
なぜ上から目線…?
O
B
A
AB
激しい
運動
ざっぱーん
鶏肉中心の
ヘルシー生活
とり肉のサラダ
ちょっと
息抜きの時は
和菓子を一口

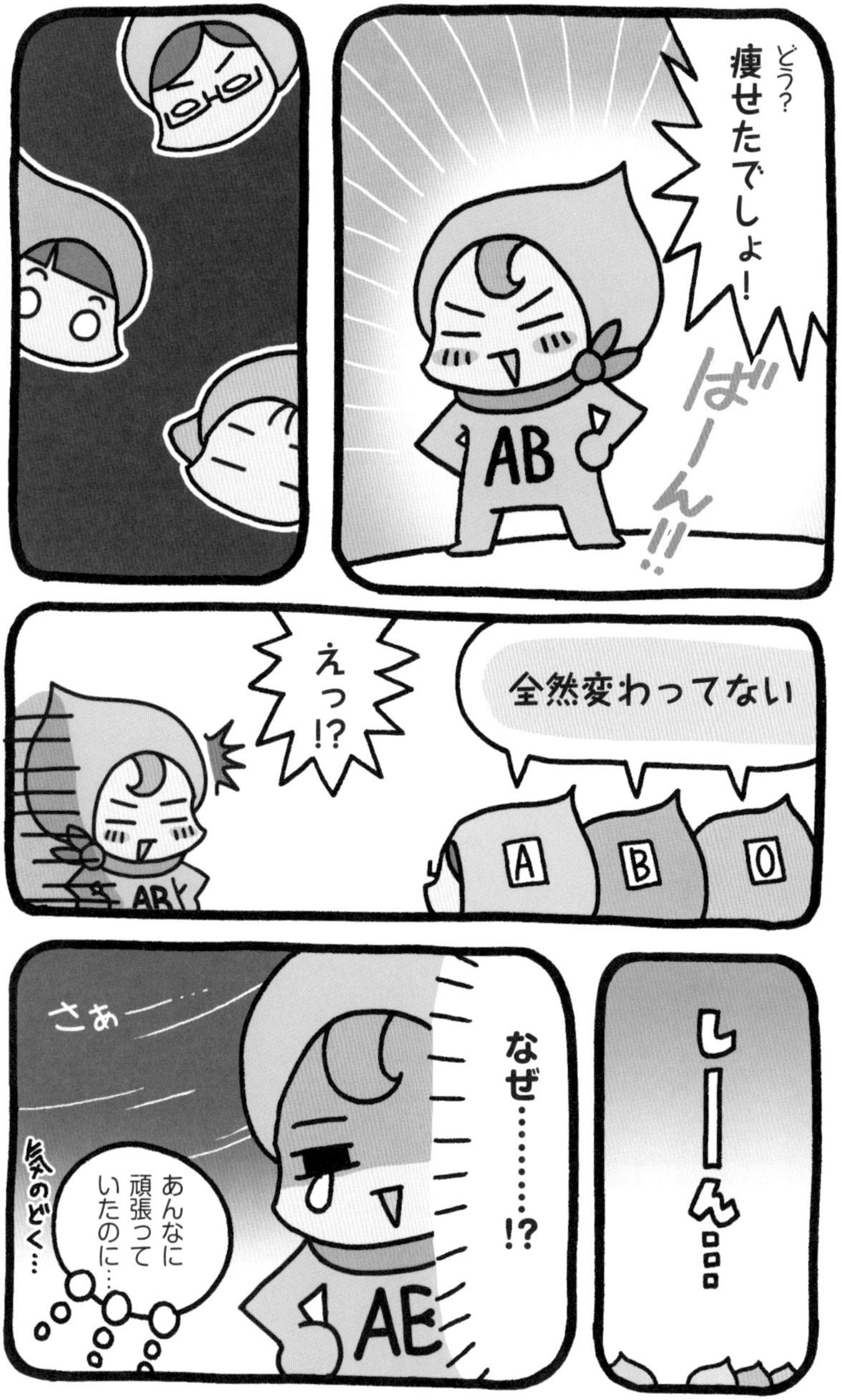
どう？
痩せたでしょ！
ばーん!!
AB
全然変わってない
えっ!?
A
B
O
AB
しーん。。。
なぜ……!?
あんなに頑張っていたのに……
気のどく…
さあー…
AE

血液型ダイエット

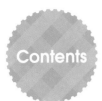

Contents

AB型さんダイエット

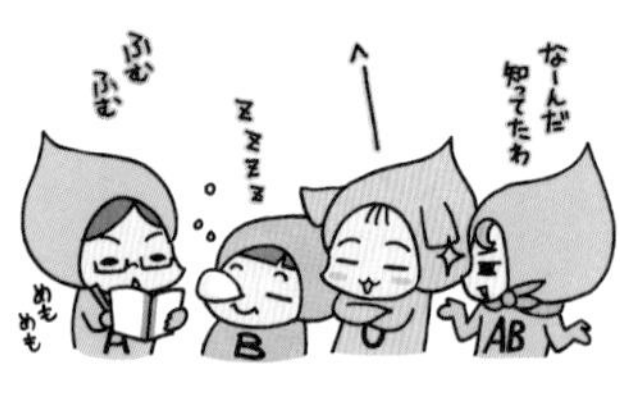

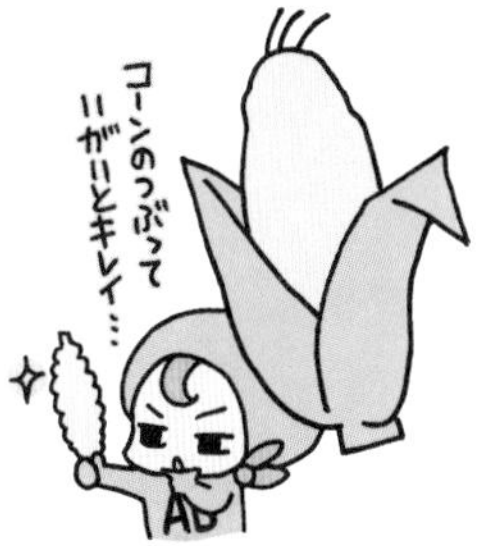
コーンのつぶって
〃ガリとキレイ…
AB

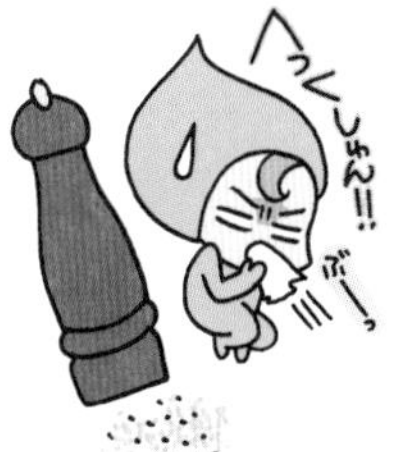
へっくしゅん!!
ぶー…っ

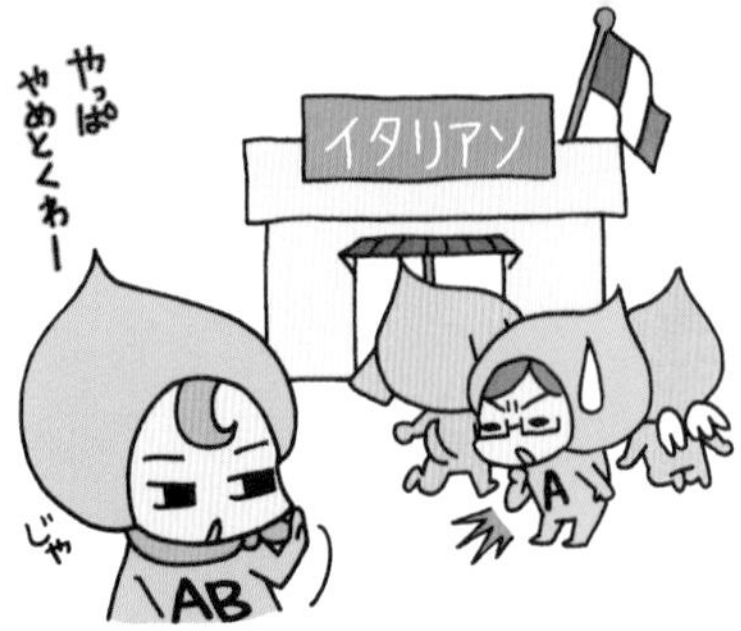

第4章 AB型さんの生活習慣ダイエット

Column

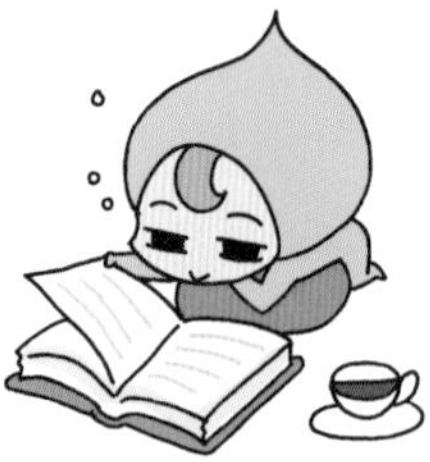

第1章

血液型と体の意外な関係

誰もがもつA、B、O、ABの4つの血液型。実はダイエットのカギを握るのがこの“血液型”です。健康で魅力的な体をつくる「血液型ダイエット」。まずはその理論を解説します。

理論
1

血液型が決めるのは性格だけじゃない！

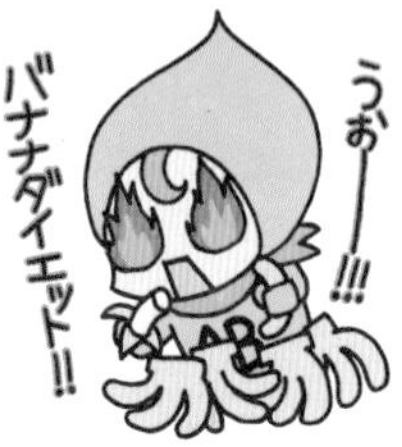
うぉー!!!
バナナダイエット!!

痩せられないのは、血液型のせいかも！

「あの人は私よりずっとたくさん食べてるのに、なぜ太らないの？」

「テレビで話題の○○ダイエット、私にはあまり効果がないのはどうして？」

そんなふうに疑問に思ったことはありませんか？

同じ量、同じものを食べても太る人と太らない人がいます。○○ダイエットを実践しても、痩せられる人と痩せられない人がいます。このような差はどうして出るのでしょうか？

それは、人間がそれぞれの体質をもっているからです。

Aさんは肉を食べるとすぐお腹に脂肪がついてしまう。でも、Bさんは肉を食べると代謝が上がり、体調もよくなる。そういうケースは珍しくありません。体質が違えば、ダイエット方法も同じというわけにはいかないのです。

「じゃあ、自分の体質はどうやって知ればいいの？」

そのカギとなるのは〝血液〟です。

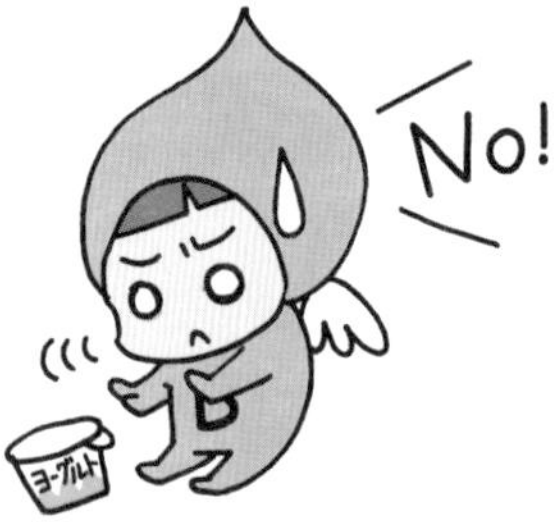
No!
ヨーグルト

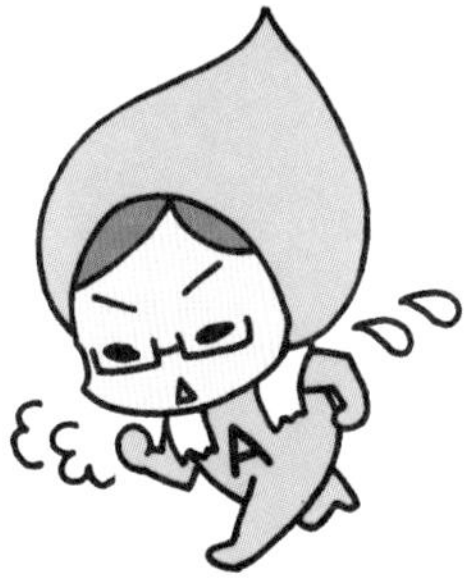

人は血液の流れによって生かされています。全身に酸素と栄養素を運んで健康体の源となる血液こそが、その人の体質を決めているのです。しかし、血液検査をして、すべての食材に対して自分の適性を調べようと思っても莫大な費用がかかるでしょう。まして、ダイエットのために血液検査をするのは、現実的とは言えません。

そこで、注目すべきは〝**血液型**〟です。

アメリカでは、以前から血液型による体質の分別法が広く研究されています。A型の人は何を食べると太りやすいのか、何を食べると太りにくいのか？　B型の人は？　O型の人は？　AB型の人は…？

本書の「血液型ダイエット」は、こうした研究結果に基づいて確立された食事療法を日本人向けに改良したものです。無理に食べたいものをがまんしたり、食べる量を減らしたりする必要はありません。**なるべく自分の血液型に合った食材を選ぶようにし、バランスのよい食生活を心がけるだけでいい**のです。

このダイエット法を実践すれば、あなたは少しずつ「健康的」で「引き締まった」体に変わっていきます。そして、「いつのまにか」「勝手に」体重が減っていることに気づくでしょう。

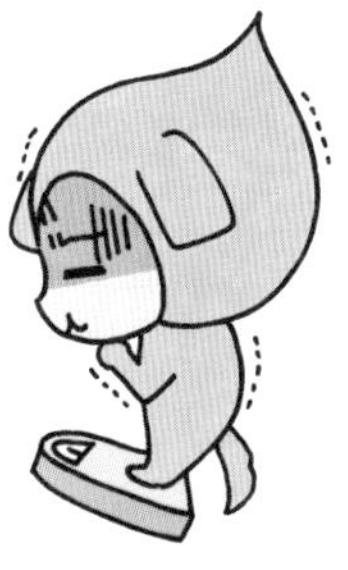

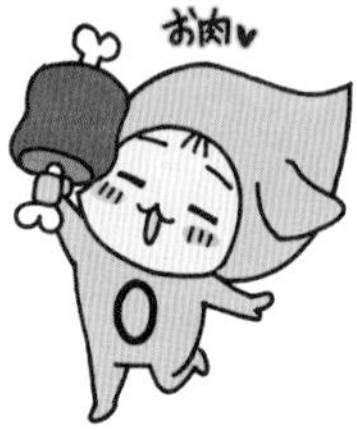

無理しないから続けられる! 血液型ダイエット

ダイエットをしようと考える人の多くは、まず食べる「量」を気にします。しかし、ダイエットにおいて本当に大切なのは「量」よりも「質」、つまり何を食べるかということです。

本書で解説する「血液型ダイエット」では食材を選んで食べることで、体をより健康にしていくことを目指します。そうすることで、**体を内側から活性化し、体がもっている本来の力で自然に代謝を高めていく**のです。その結果、無理に食べたいものをがまんしたり、食べる量を減らす必要もなく自然に痩せることができ、リバウンドの心配もありません。

「これまでどんな苦労をしてもダメだったのに、無理せず痩せられるなんて信じられない」と思う人もいるかもしれません。食事制限をして極端に摂取カロリーを落とす「食べないダイエット法」は、リバウンドをする可能性が非常に高いものです。しかし、体質を根本から整えていくことを目指す「血液型ダイエット」なら、約1週間、少なくとも1ヶ月もすれば、食事の量を減らさなくても、体重としても体のラインの変化としても、効果が表れてきます。

また、ダイエットにおいて体重やBMI（肥満指数）などの数値ばかりを気にする人もいます。しかし、人はそれぞれ顔が違うよう

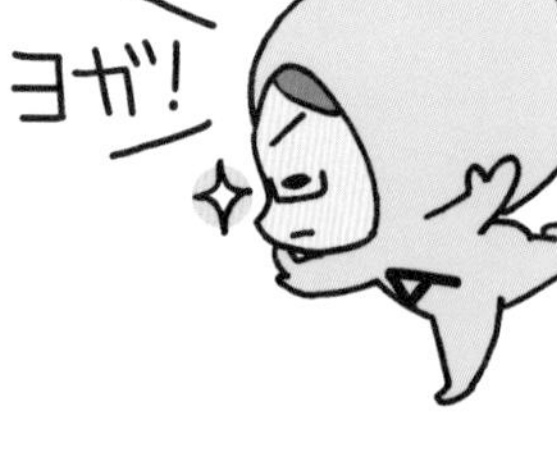

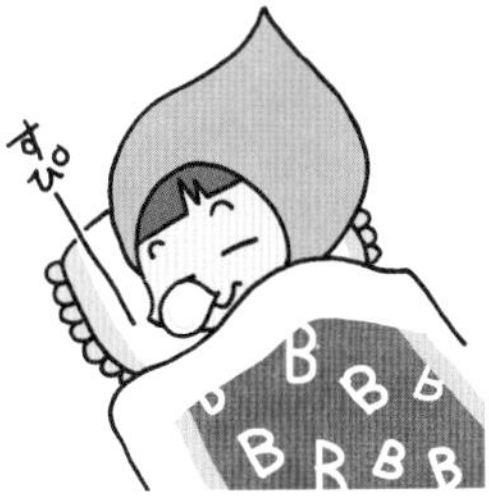

に、脂肪や筋肉の割合、骨密度も違います。数値はあくまであなたの体の状態を示すひとつの指標に過ぎません。

では、何を目標にダイエットをすればよいのでしょう?

それは**あなたの体の「見た目」**です。

食生活の中でいろいろなことが間違っていれば、二の腕やお腹がダブついて太っていたり、肉と皮が骨にぶら下がっただけのように痩せていたり、体の形がいびつな状態になっているでしょう。運動せずに食事制限だけで痩せた場合、ＢＭＩでは痩せ型の部類に入っていたとしても、体の形は理想とはほど遠いということになります。

つまり、自分の体を知るには、数値よりも「見た目」が最良の方法と言えるのです。

「血液型ダイエット」には、これだけ食べていればよいというものや、逆にこれは絶対に食べてはいけないというものはありません。

自分の血液型に合った食材を中心にバランスのよい「質」の高い食生活を実践するだけで、自然と体を引き締めていくことができます。その結果、自分が満足できる理想的な体型に近づくことができるでしょう。

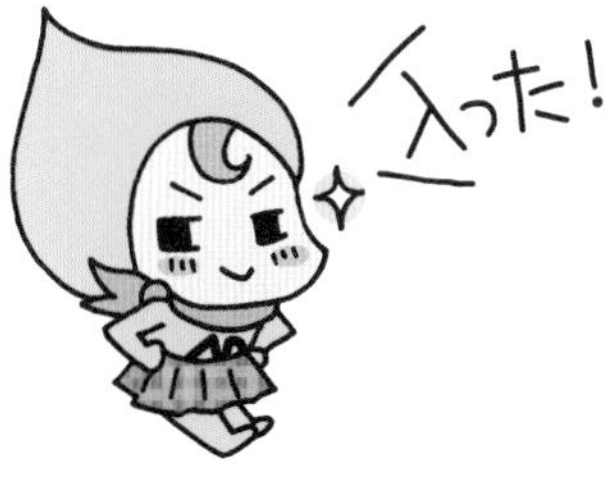

血液型のルーツにあった！

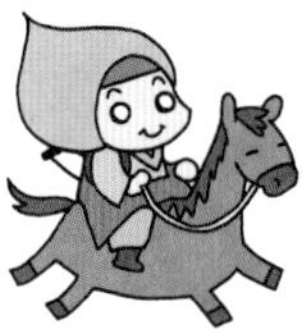

遊牧民族

約15000年前に誕生。馬に乗って移動しつつ生活し、主に保存食を食べた民族。

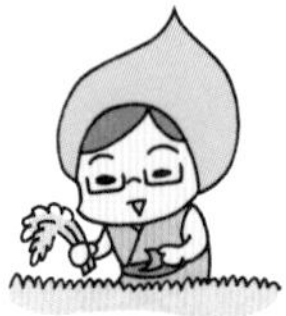

農耕民族

約20000年前に誕生。農耕を始めて、穀物や農産物を食べた民族。

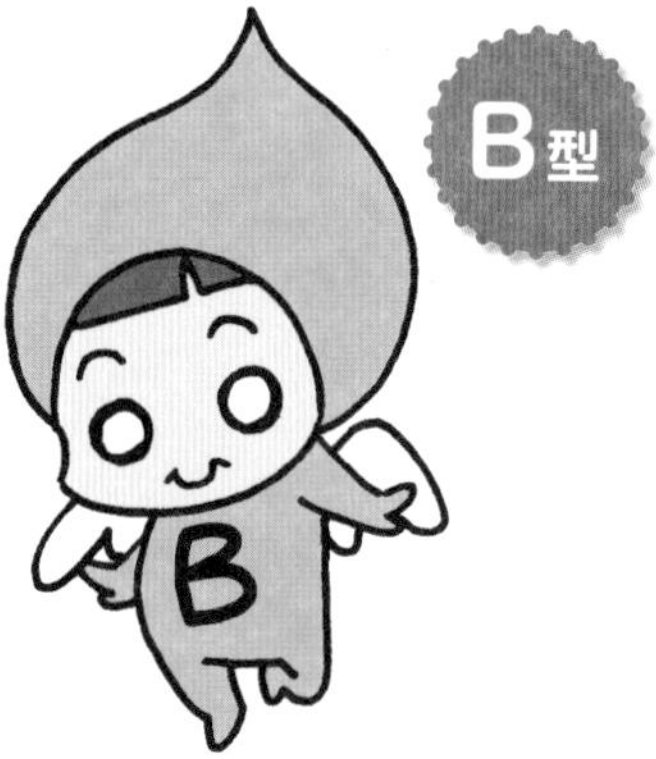

羊肉や乳製品が合う体質

遊牧民族の性質を受け継いでいるので、羊肉や牛乳、ヨーグルトといった乳製品が体に合っている。他の血液型と比べて環境の変化に強く、体が丈夫。

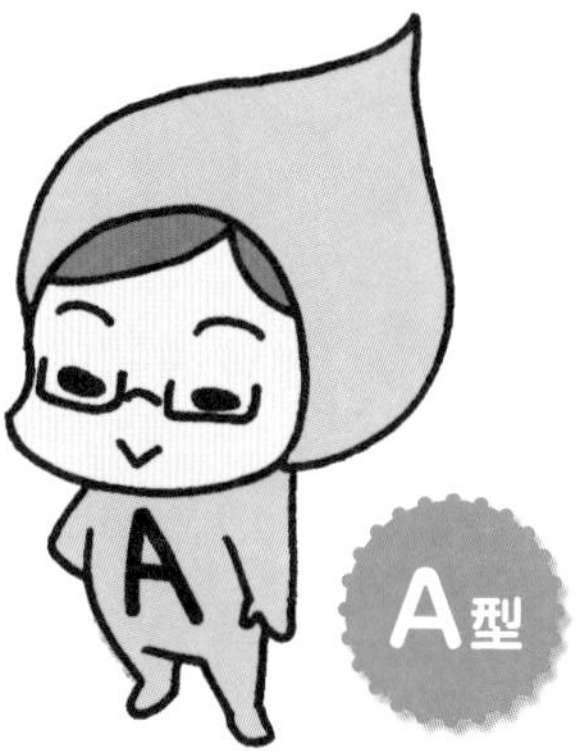

野菜や米に適した体質

日本人の中で一番多い血液型。農耕民族の性質をもっているので、植物性の食べ物と相性がよい。肉よりも野菜、小麦よりも米が合う。

地球上で最初に生まれたのはO型

人間の血液型は大きくA、B、O、ABに分類できます。4つの血液型は、人類の進化と深い関わりがあるのです。

世界で最も多い血液型と言われているのはO型。約40000年前、アフリカ大陸に現在の人類のルーツと言われるクロマニヨン人が現れました。

彼らのほとんどはO型だったと考えられ、「狩猟民族」である彼らは肉を食べて生活していました。

紀元前25000年から15000年頃には、アジアから中東の地域にA型の「農耕民族」が生まれました。彼らは穀物や農産物に対する耐性をもち、

ダイエットのヒントは

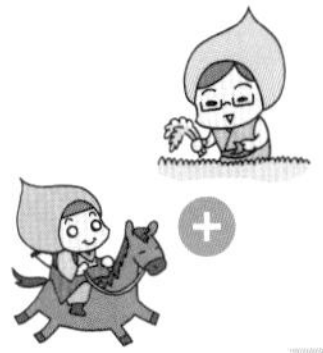

混合民族

約1000年前、A型とB型の混血として現れた比較的新しいタイプの民族。

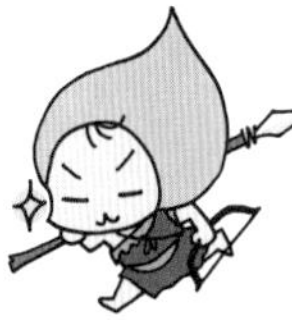

狩猟民族

約40000年前に誕生した最初の人類。獣を狩って食べていた民族。

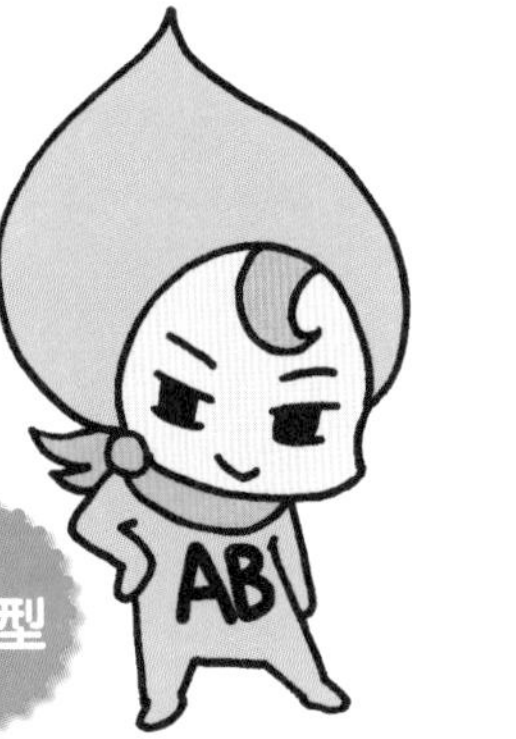

AB型

農耕＋遊牧民族の体質

世界で一番少なく、一番新しい血液型。A型とB型、両方の性質を受け継いでおり、食生活の変化にも臨機応変に対応できるという特徴がある。

O型

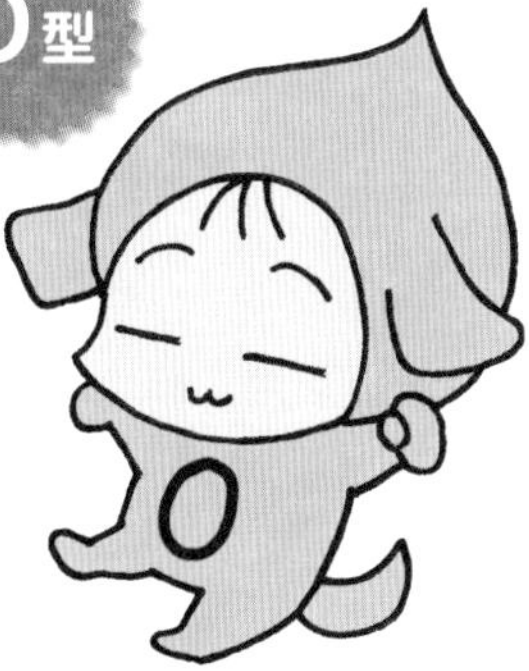

肉を食べても太らない体質

世界で一番多い血液型。狩猟民族は雑菌やウイルスなどが発生しやすい肉に対して耐性をもっていたため、O型は肉を食べても太りにくい。

狩猟時代とは異なる消化器官、免疫系をもつ民族として発展したのです。

そして紀元前15000年から10000年頃、現在のパキスタンやインド周辺のヒマラヤ山岳地帯でB型の遊牧民族が誕生。彼らは家畜の干し肉や乳製品など保存食からタンパク質をとる体質となっていきました。

最後に現れたのがAB型です。AB型が世界的に見ても5%以下と非常に少ないのは、1000年から1200年ほど前までは存在しなかった、比較的新しい血液型だからと言われています。A型とB型の混血によって誕生したAB型は「混合民族」。A型とB型両方の特徴を受け継いだ、バランスのいい血液型と言えます。

理論2

血液型ごとに合う・合わない食べ物がある

同じものを食べても、太らない血液型がある

4つの血液型にはそれぞれの性質があり、相性が合う成分と合わない成分があります。「体にいい」「痩せる」と思って、**自分の血液型にとって合わない「毒」となる食べ物を毎日食べてしまうと、体のバランスは崩れます。**

「食物アレルギー」は、本来は害がない食べ物に、体が過剰に反応することで起こると言われています。人の体は一度「異物」と判断すると、思いも寄らぬ反応を引き起こしてしまうことがあるのです。

実はこれと同じことが、血液型ごとに異なる私たちそれぞれの体にも起こっています。たとえ同じ食材であっても、ある血液型にとっては体の「栄養」となり、ある血液型にとっては危険な「毒」となることがあり得るのです。そして、知らないうちに食べている「毒」は私たちの気づかない間に体に蓄積され、過剰摂取されてしまう危険性があります。つまり、**自分の血液型にとって何が「栄養」となり「毒」となるのか？　それを知っておくことが、食生活とダイエットのうえで非常に大事なこと**だと言えるのです。

話題のダイエットが万人に効くとは限らない？

「○○さえ食べれば痩せる」と説く単品ダイエットは世の中に数多くあります。しかし、「○○を食べていたらかえって太った」「食べ過ぎて下痢をしてしまった」という人もいます。それは血液型によって「栄養」にもなり「毒」にもなる食材だからです。自分の体質に合わない単品ダイエットを続けると、かえって体に悪い影響を及ぼす場合があるので十分注意が必要です。

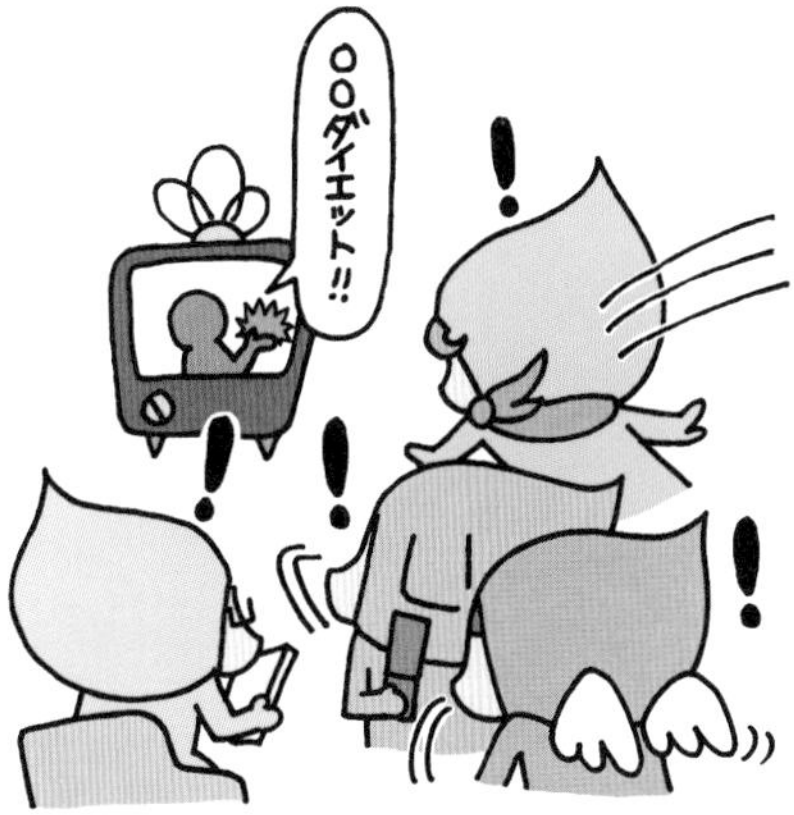
○○ダイエット!!

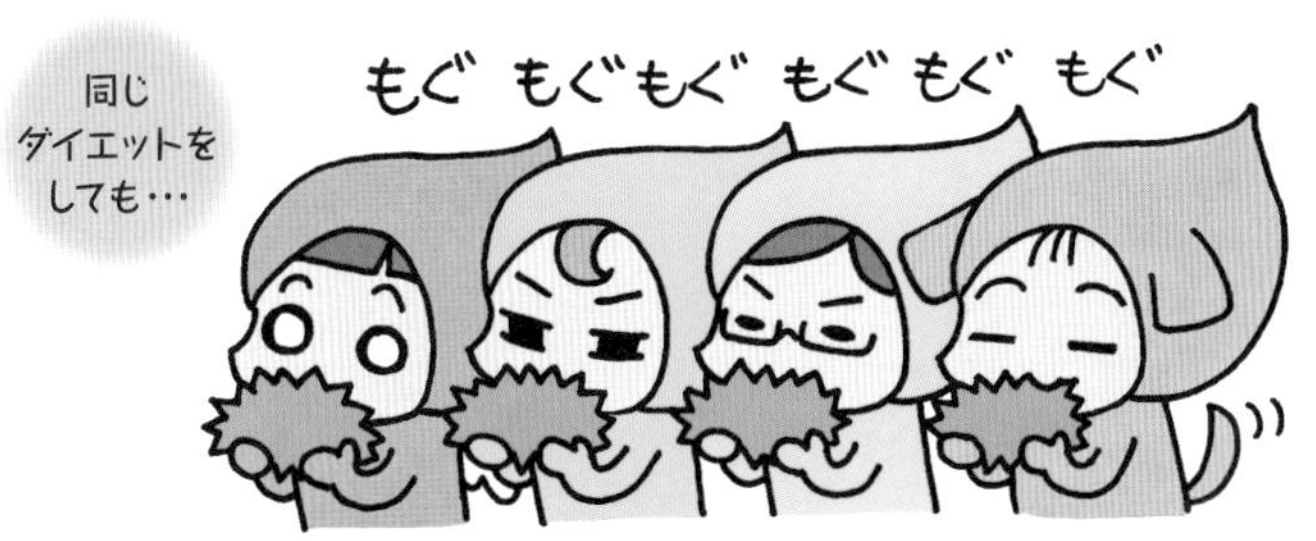
同じダイエットをしても…
もぐ もぐ もぐ もぐ もぐ もぐ

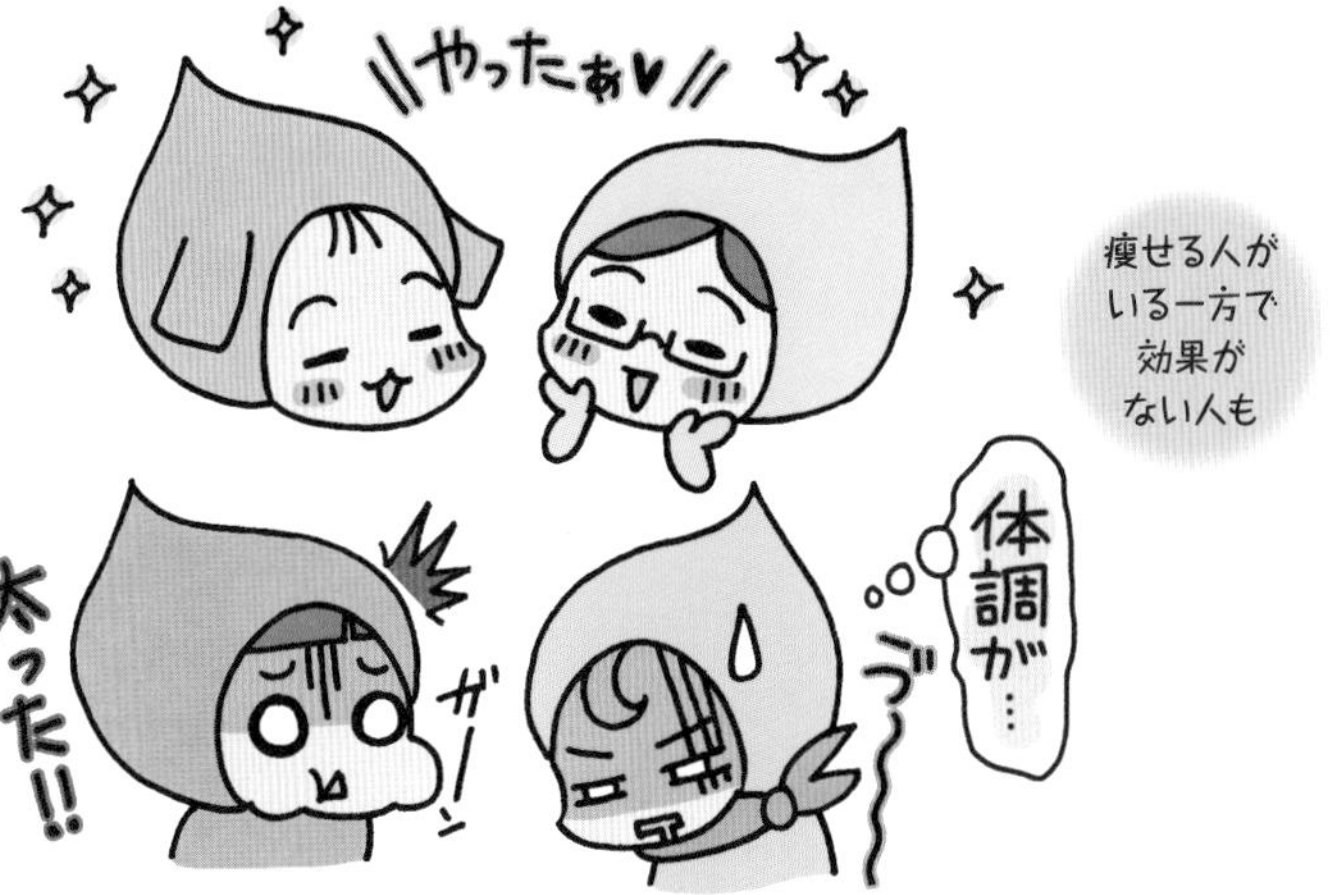
やったぁ♥
痩せる人がいる一方で効果がない人も
太った!!
ガーン
体調が…

カギを握るのは、食物に含まれる“レクチン”

食材が「栄養」となるか「毒」となるか、血液型との相性を決めるのは、**食べ物に含まれるレクチンというタンパク質**です。

レクチンは1888年、ひまし油などの原料にもなるヒマの実から発見されました。ヒマの実から抽出した成分と血液を混ぜると、レクチンが糊《のり》のような役割をし、赤血球と赤血球をくっつけることで血液が凝集してしまうことがわかったのです。さらに研究が進むと、**この血液の凝集反応はそれぞれの血液型によって起こる場合と起こらない場合があることも判明**しました。

レクチンはほとんどの食べ物に含まれ、いくつかの種類があります。その中で、自分の血液型と合わない「毒」となるレクチンを多く摂取してしまうと、血液中で赤血球同士が結びつけられて凝集を起こすため、血液がドロドロになります。すると脂肪がたまりやすくなったり、むくみ、疲れなど体の不調を引き起こす原因となります。また、血液中の中性脂肪、悪玉コレステロールなどが増え過ぎて血液の流れが滞ると、ひどいときには血管の壁に脂肪がこびりついたような状態となる「脂質異常症」となり、動脈硬化などを引き起こすこともあります。

自分の血液型に合ったレクチンをとって血液がきれいになれば、細胞は体のすみずみまで自分の体に合った栄養素で満たされます。するとと体が引き締まり、お肌もきれいになっていくのです。

血液型ごとに合う・合わないレクチンが！

合わないレクチンは太る元凶になる

例えばバナナのレクチンはB型の体質に合いますが、A型やAB型には合いません。鶏肉のレクチンはA型には合いますが、B型には合わず、コーヒーのレクチンはA、AB型には合い、O型にはNG。体質に合うレクチンを含む食材は体の代謝を上げるので太りにくく、合わないレクチンを含む食材は、体の機能を妨げ、太る原因となります。

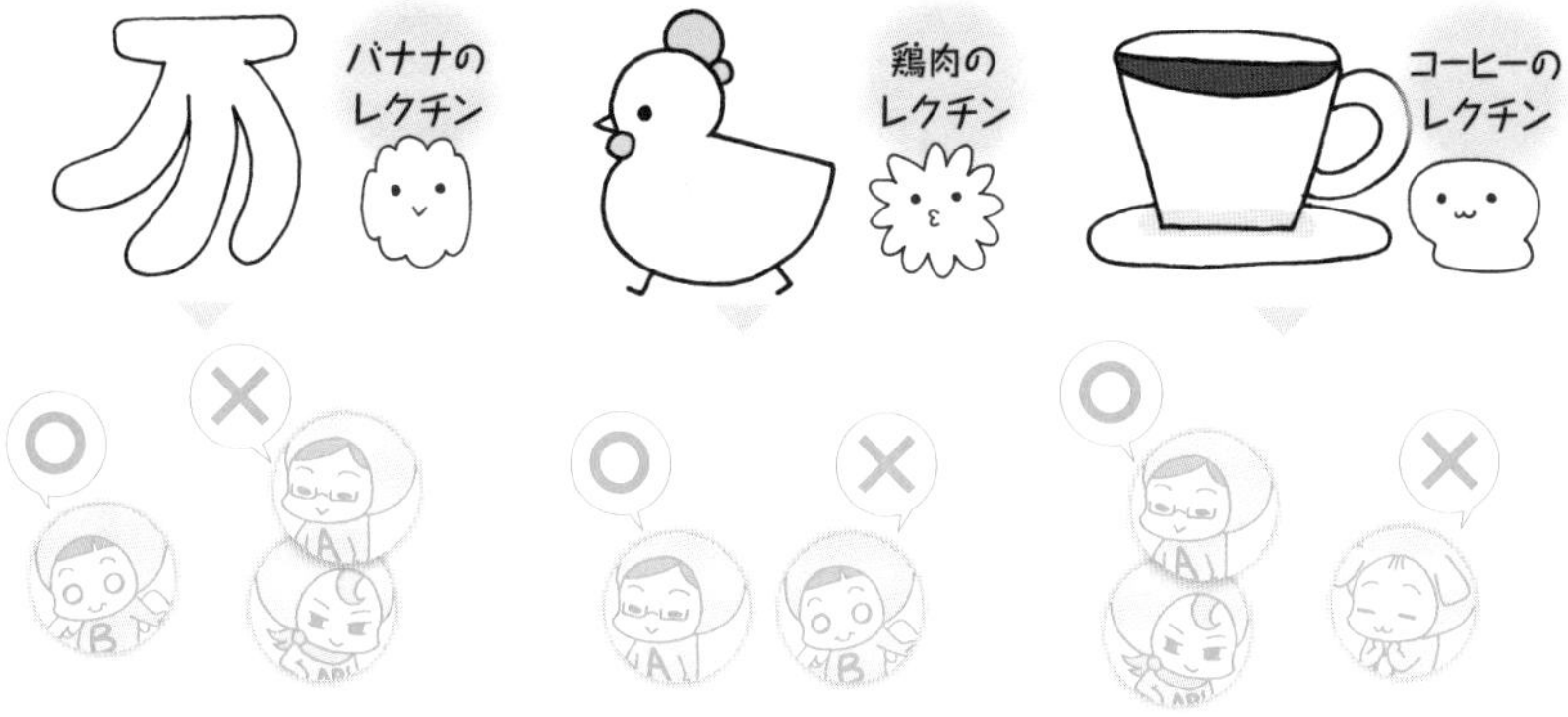

体質に合わない食べ物も2～3割食べてよい

基本的に体質に合わない食べ物も、普段から適度にとる分には問題ありません。例えば、「合うもの」を普段5食べているのであれば、1か2増やして食べ、「合わないもの」を5食べていたら、1か2減らして食べるとよいでしょう。1週間の中で「合うもの」「合わないもの」を7対3か8対2くらいの割合でとるようにイメージしてください。

合う食べ物

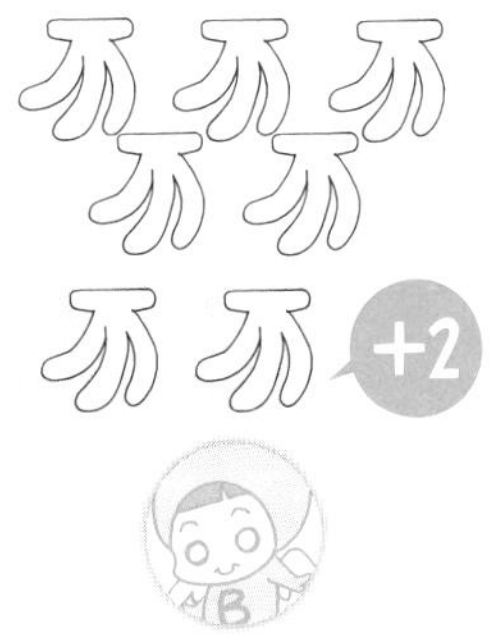

合わない食べ物

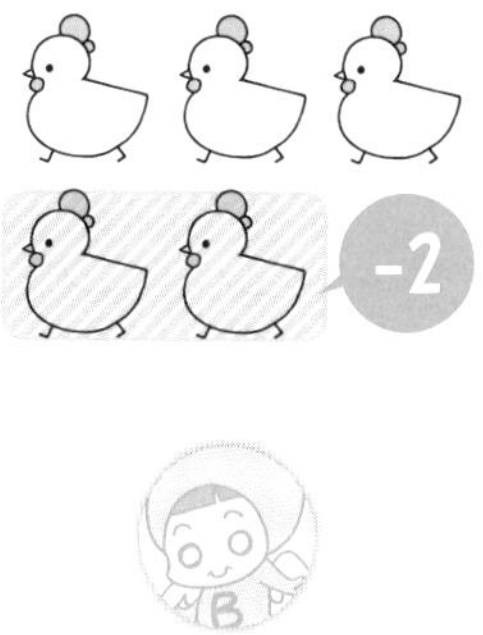

詳しくはP28から！

理論
3

そのエクササイズ、実は合っていないかも？

血液型の"性質"を見極め効率的に痩せる

体質に合う食生活を続けていけば、自然と血液の質が高まるため、次第に血流がよくなり、体中の細胞が活性化されて、余計な脂肪が排出されます。これに加えて、運動を取り入れるとさらにダイエットの効果が倍増します。

世間にはダイエットに効くとされる〝〇〇エクササイズ〟といったものがたくさんあふれています。テレビで大々的に紹介され、タレントがそのエクササイズで痩せたとアピールしていたとしても、その方法が誰にも効果てきめんとは限りません。バランスのとれたきれいで健康的な体をつくるためには、体質に合う食べ物を選ぶと同時に、**自分の血液型に適した運動を取り入れることが大切**です。

なぜなら血液型の性質によって運動にも向き不向きがあるからです。A型ならゆったりとした運動、B型なら心と体に効くスポーツ、O型ならハードなトレーニング、AB型ならリラックスできる有酸素運動が特に有効です。食事だけでなく、ぜひ自分の血液型に合うエクササイズを実践してみてください。

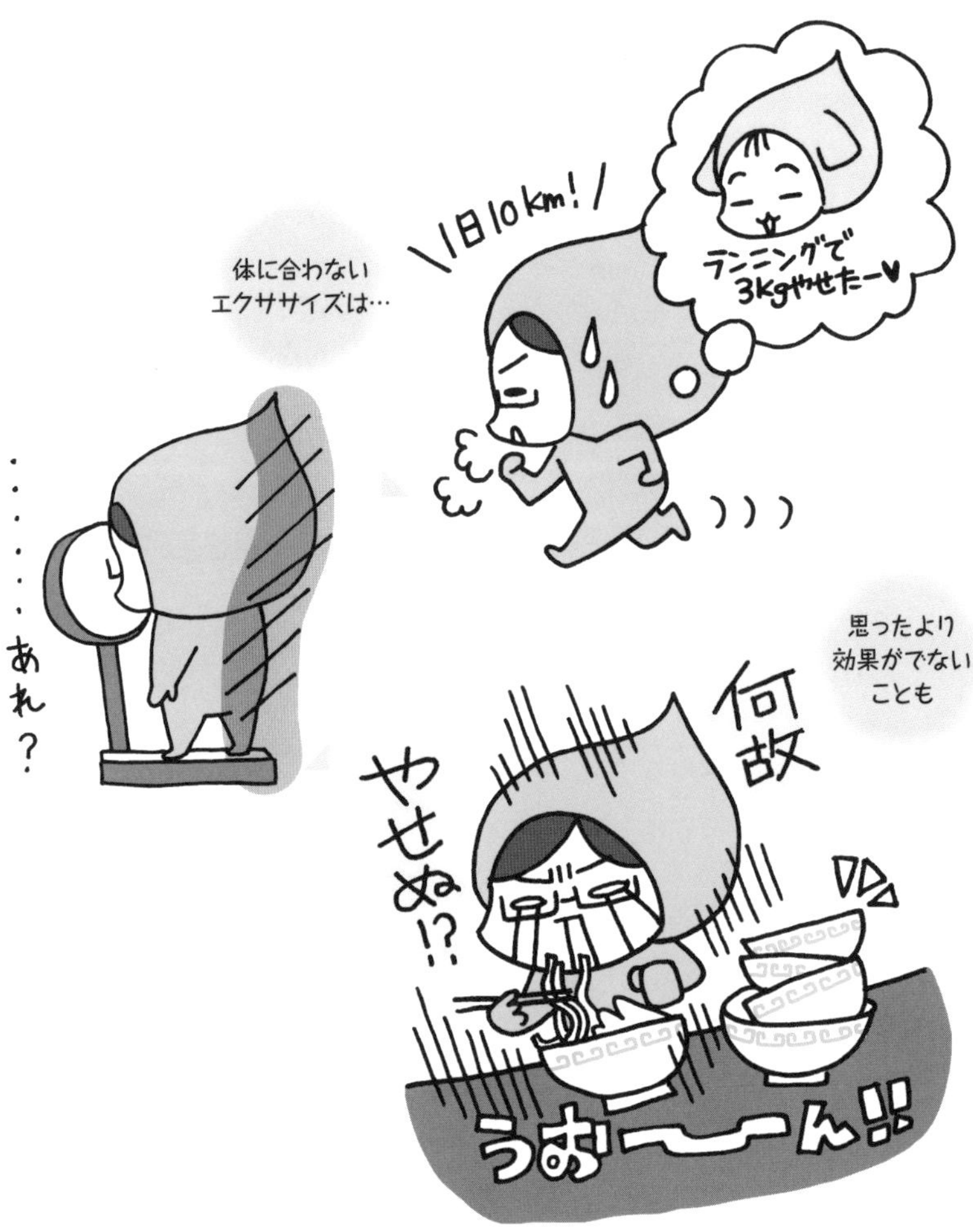
体に合わない
エクササイズは…
1日10km!
ランニングで
3kgやせたー♥
……あれ?
思ったより
効果がでない
ことも
何故
やせぬ!?
うおーーーん!!

エクササイズの効果も血液型によって異なる

詳しくはP72から!

例えば、A型の人が毎朝、何キロもジョギングする激しいトレーニングをしても、成果が出ないことがあります。なぜなら、「農耕民族」のA型は胃腸が繊細で体にストレスがたまりやすく、性格も真面目で頑張り過ぎてしまう傾向があるので、ハードな運動ではかえって体に負担をかけてしまうことになるからです。同様に他の血液型についても合う・合わないエクササイズがあります。

「血液型ダイエット」のメリット

1 食べていい食材がたくさんあるので挫折なし！

▶ 好きなものがまったく食べられない、いくら続けても苦しいばかりとなると、ダイエットは長続きしないもの。「血液型ダイエット」には絶対に食べてはいけないものはありません。いろんなものを食べて食事を楽しむことができるので、挫折せずに続けられます。

2 体重が減るだけでなく理想のスタイルになれる！

▶ 食事の量を減らすだけのダイエット法では、体重は減ってもバランスのよい美しいボディラインになれるとは限りません。体の中から代謝を促していく「血液型ダイエット」なら、体のラインも引き締まり、理想のスタイルに近づけます。

3 バランスのとれた食生活で心も体も健康になれる！

▶ 少しくらい体に悪いものを食べてしまっても、その後に何日か体によいものを中心に食べていけばOK！ 毎日の食生活の内容をバランスよく改善していくことによって、心も体も自然と気持ちよく、健康的になっていきます。

4 無理なく痩せられるのでリバウンドなし！

▶「血液型ダイエット」では食べたいものを無理にがまんする必要がないのでストレスもなく、無理せず痩せられます。ただ摂取カロリーを減らすダイエットと違い、反動でかえって食べ過ぎてしまうということがないので、リバウンドの心配もありません。

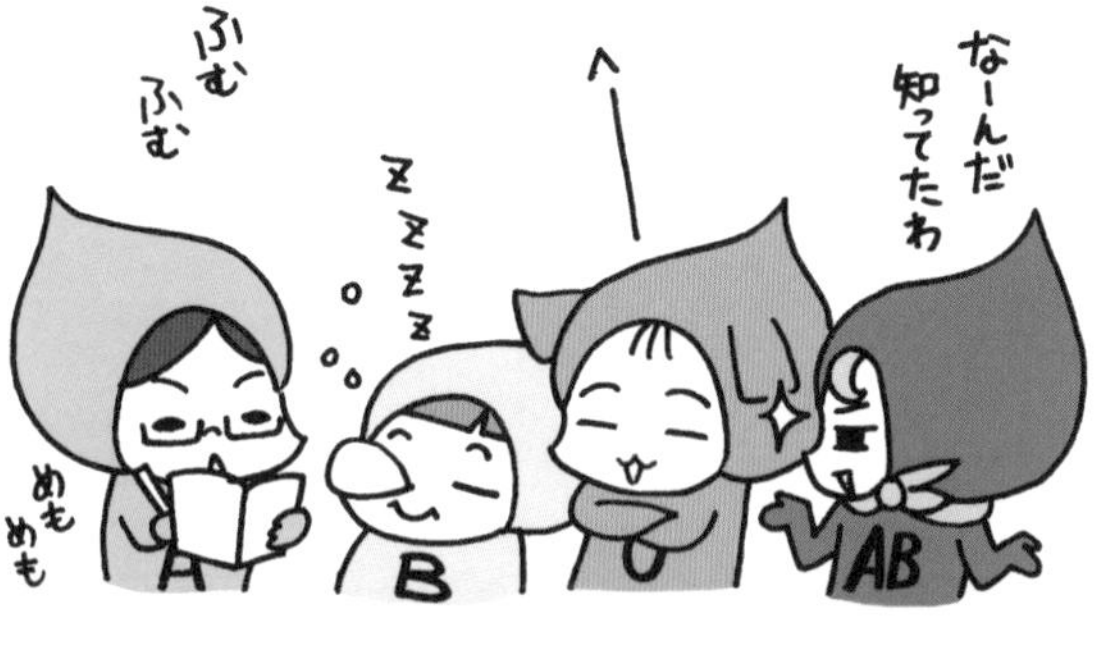

第2章

AB型さんの基礎知識

異なる先祖を持つA、B、O、AB型は、基本となる体質や性質にも違いがあります。ダイエットをより効率的に行うために、まずは自分の体やマインドの特徴を押さえましょう。

check!!

AB型さんをざっくり分析

農耕民族系のA型と遊牧民族系のB型が混合したAB型は、
性格的にも体質的にも両方の特徴をもっています。
ダイエット成功のポイントは、ずばり「野菜・乳製品」です。

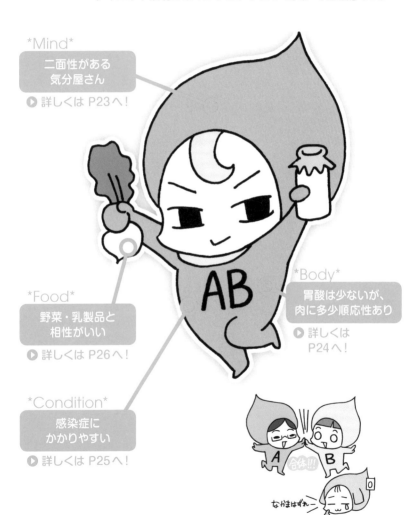

Mind

二面性がある
気分屋さん

▶ 詳しくは P23へ！

Body

胃酸は少ないが、
肉に多少順応性あり

▶ 詳しくは
P24へ！

Food

野菜・乳製品と
相性がいい

▶ 詳しくは P26へ！

Condition

感染症に
かかりやすい

▶ 詳しくは P25へ！

AB型さんってこんな人

まずは自分の血液型の性格や体の特徴や体調、マインドを改めて振り返ってみましょう。思い当たる項目をチェック！

Q AB型さんってどんな性格？

▶合理的だが気分屋 A

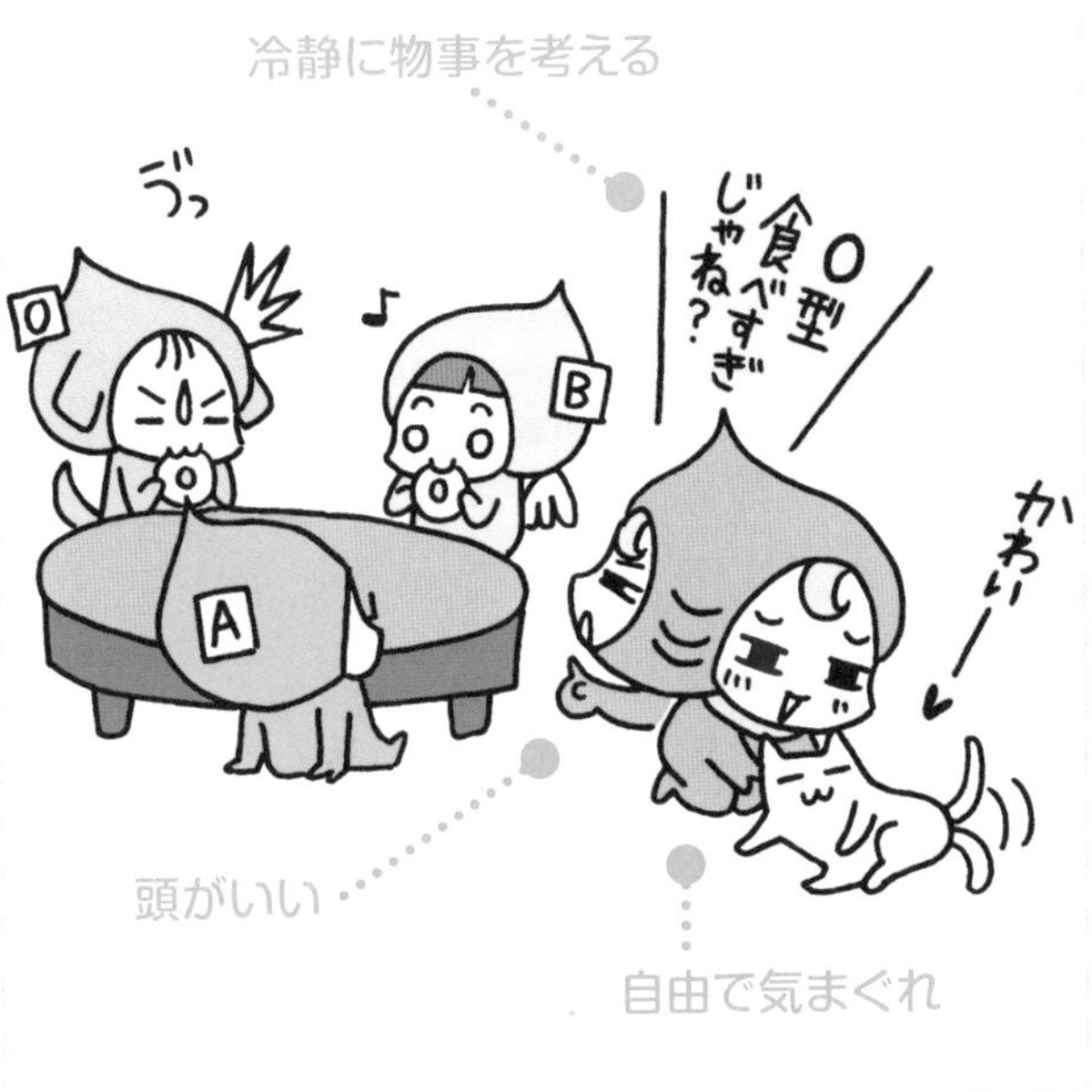

冷静に物事を考える
ぅっ
O
♪
B
O型食べすぎじゃね？
A
かわいー
頭がいい
自由で気まぐれ

冷静かつ気まぐれ 二面性がある性格

農耕民族系のA型と遊牧民族系のB型、両方が混合したことによって現れたAB型は、性格的にも両方の特徴をもっています。A型と同じく冷静で合理的な一方、B型のように気まぐれ。また、内向的なA型の性格と、外向的で奔放なB型の性格を合わせもっています。

このように複雑な性格ゆえに他人から理解されず、人付き合いには消極的な傾向があるAB型ですが、直感力にすぐれ、非常に頭がいいタイプと言えます。

AB型さんの体の特徴は？

A型＋B型の複雑タイプ

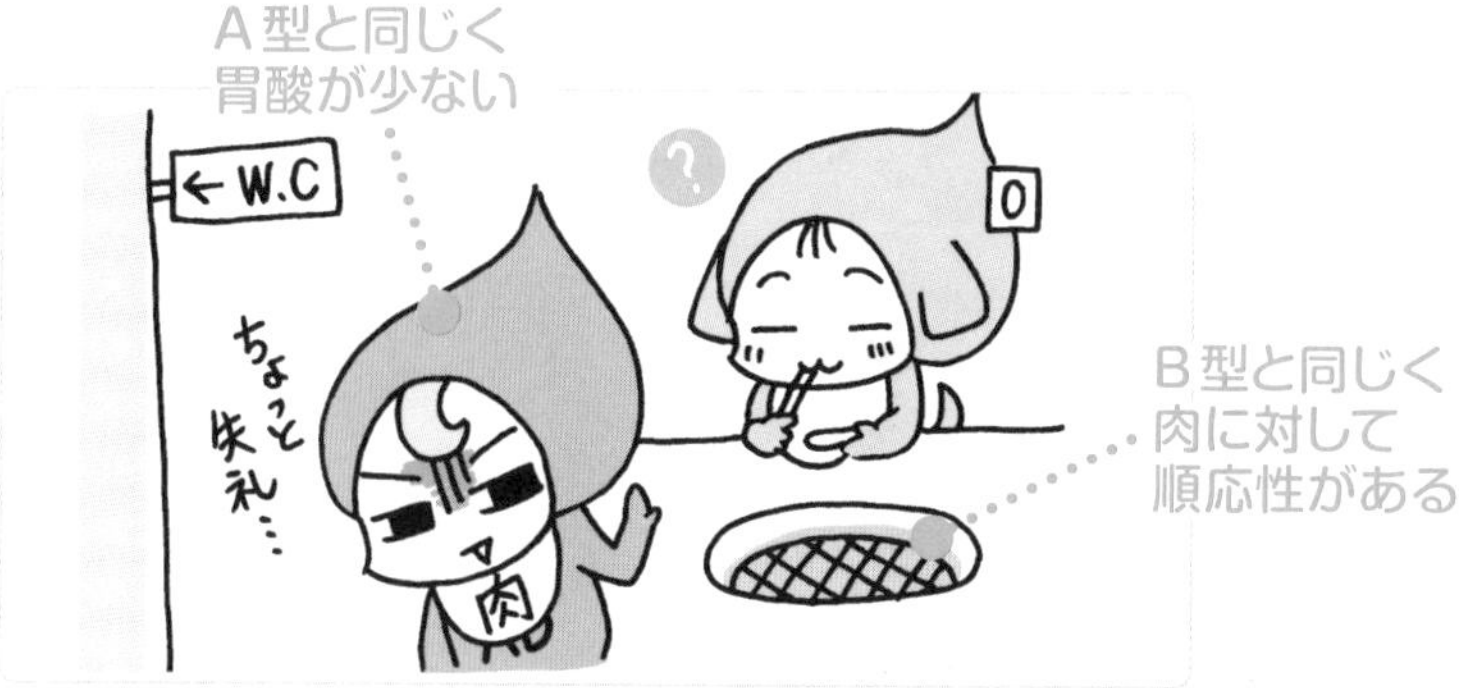
A型と同じく
胃酸が少ない
← W.C
O
ちょっと失礼…
肉
B型と同じく
肉に対して
順応性がある

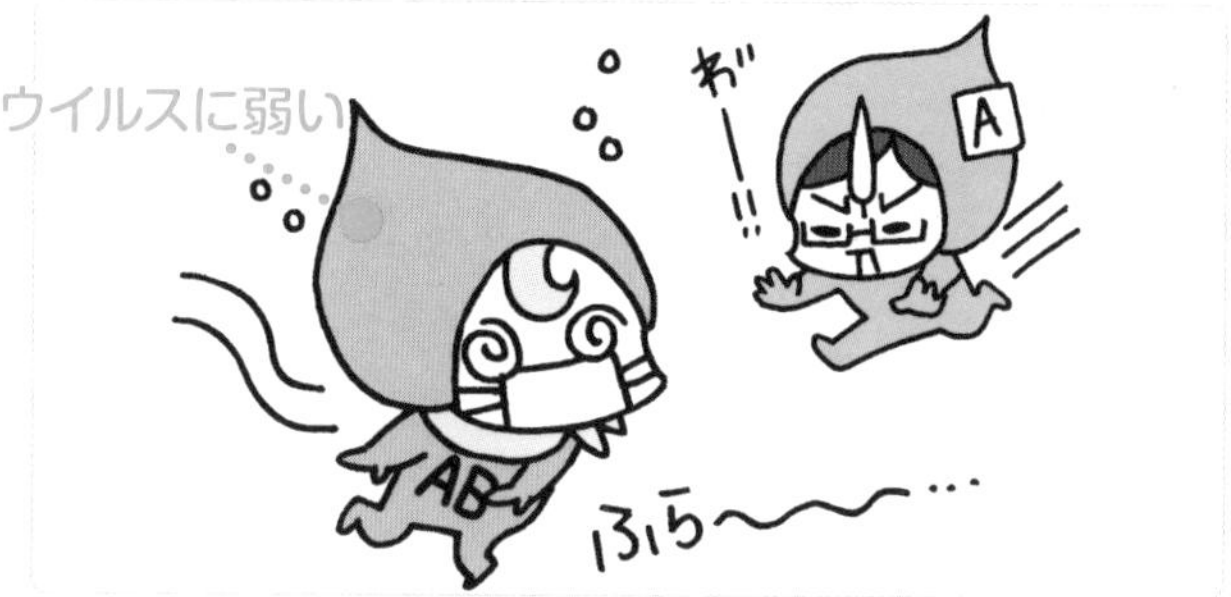
ウイルスに弱い
A
AB
ふら〜〜〜…

A型＋B型の混合民族 食生活の変化にも順応

AB型は、農耕民族系のA型と遊牧民族系のB型、両方の性質を受け継いでいます。そのため、AB型は食生活の変化にも臨機応変な対応ができます。

同時に、AB型は生物学的にも非常に複雑な要素をもっていると言えます。例えば、AB型は、A型からは胃酸が少ない性質を、B型からは肉類に順応する性質を受け継いでます。その結果、肉に対してはB型の因子があるので食べてもよい体質のはずが、A型の胃酸の少なさが影響し、肉を効率的に代謝できません。ダイエット時は特に注意が必要です。

AB型さんが特に気をつけたい不調は？

消化器系を壊しやすい A型同様、心臓病やガンに要注意！

こんな病気になりやすい！

- 胃ガン
- 心臓病
- 胆石
- 黄疸
- 脳血栓

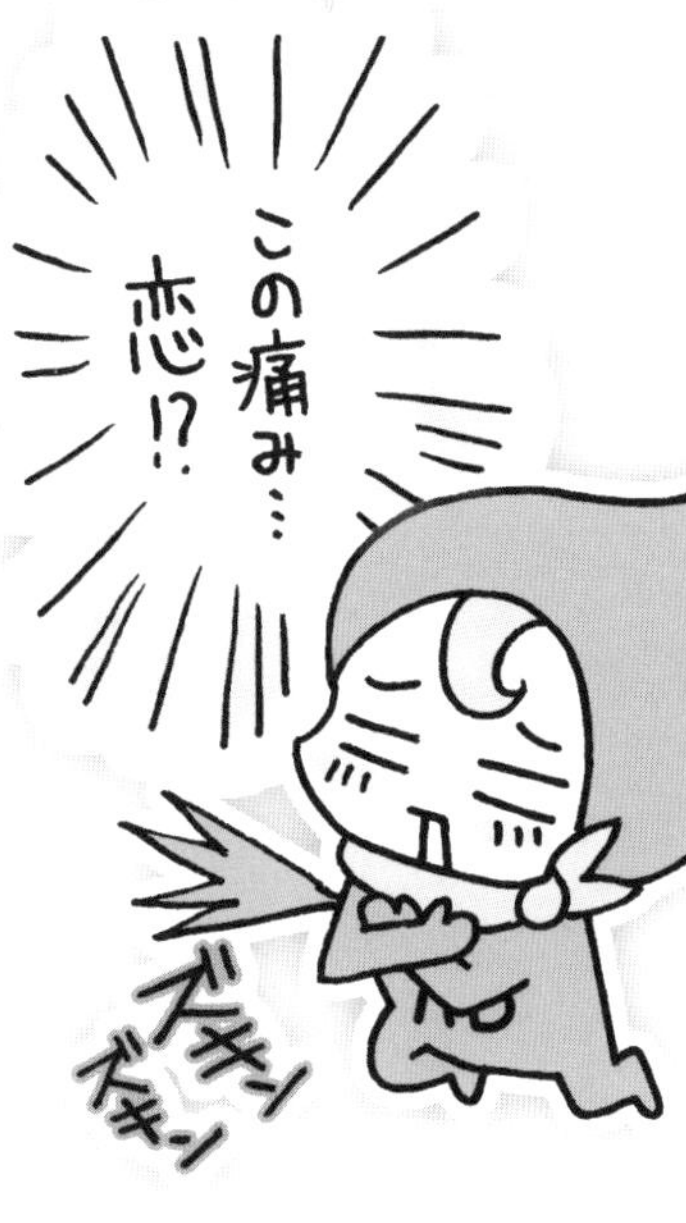

感染症を防ぐにはたっぷりの野菜が有効

A、B、両方の体質を受け継ぐAB型ですが、病気に関しては比較的A型に近い体質をもっています。ウイルスなどの感染症や心臓病、ガンなどもかかりやすい性質なので気をつけてください。それを予防するには、野菜が有効です。野菜に含まれる植物性化学成分は、ガンや心臓病の予防にも効果があります。同時に、動物性タンパク質をとり過ぎないことも予防になります。

また、胃酸が少ないので、酸性が強い食品は胃に負担となります。さらにAB型は一般的に胆のうが弱い傾向にあるので、ナッツ類には注意しましょう。

口に入れるものが重要となる「血液型ダイエット」。無理のない範囲で太りにくい食材を選ぶことが成功への第一歩です。

Q AB型さんの食の特徴は?

A ▶野菜と魚が健康の源となる雑食系

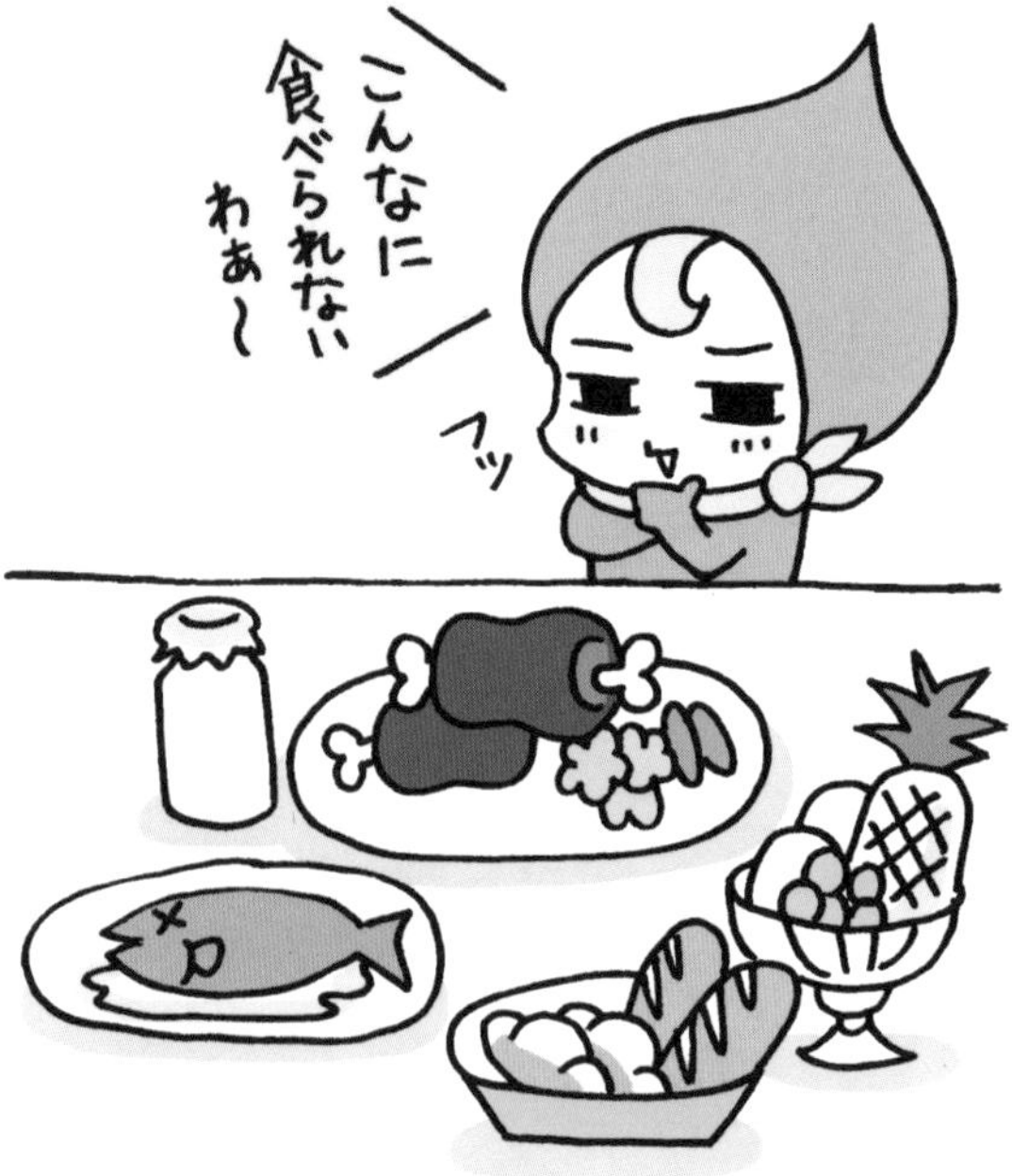
こんなに食べられないわぁ〜
フッ

肉の食べ過ぎに注意 必ず一緒に野菜を

AB型はA型と同じく野菜と魚が健康の源となります。野菜は感染症にかかりやすいAB型にとって、病気を防ぐうえでも大切な食材です。また、AB型にとって魚のいい油は、体の代謝を促す潤滑油のような働きをしてくれます。いずれも積極的にとるようにしてください。

その他、B型と同じく、乳製品はAB型の体質に合っています。低脂肪のヨーグルトにハチミツをかけるという食べ方もAB型にはおすすめです。

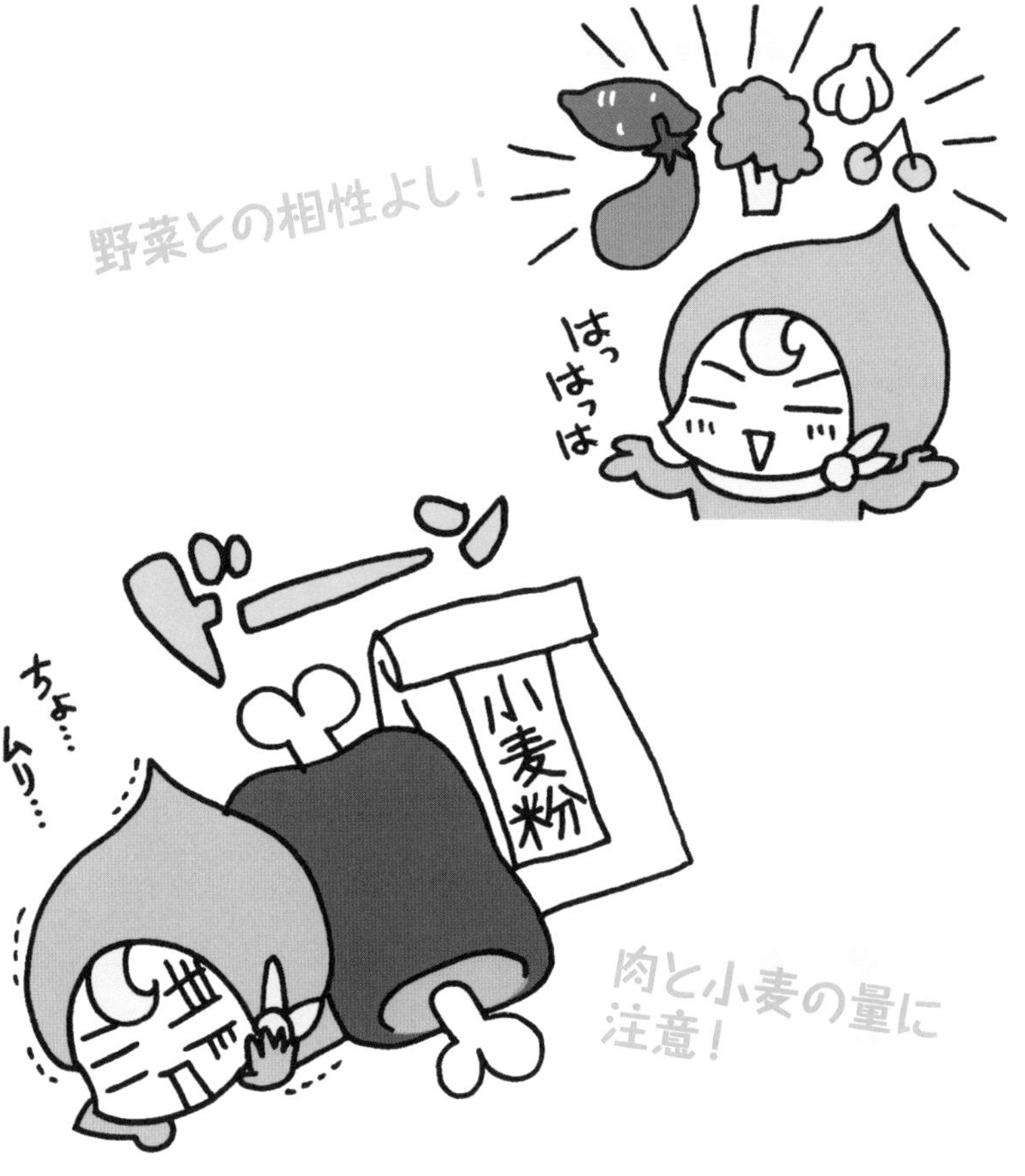
野菜との相性よし！
はっはっは
ドゴーン
ちょ…ムリ…
小麦粉
肉と小麦の量に注意！

小麦粉も太る元凶パンや麺類は要注意

一方、AB型は肉を食べ過ぎると太ります。AB型はB型と同じく肉への順応性があるものの、A型と同じく胃酸が少ないので食べ過ぎると消化できず脂肪となってしまうからです。太らないためには、少なめの肉を野菜や豆腐と一緒にとるようにしたほうがよいでしょう。

それから、小麦粉はAB型の筋肉を酸性にし過ぎて代謝を弱めるという作用があります。そのため、ダイエット中は、パン、麺類、ケーキなどをなるべく口にしないほうが賢明です。例えば、パンを食べるなら、食パンではなく玄米パン、発芽玄米パンを選ぶようにしましょう。

AB型に合う食材・合わない食材

太りにくい・太りやすい食材は血液型ごとに異なります。体に合う食べ物を選ぶよう心がければダイエットの効果がアップ!

野菜の合わない体質にとり過ぎに注意

野菜は、AB型にとっては体によい影響を与えてくれる、毎日の食生活に欠かせない食材と言えますが、その中にもいくつか体質に合わないものがあります。その代表的なものが、トウモロコシです。トウモロコシはAB型にとっては太りやすい食材なので、とり過ぎにはくれぐれも注意が必要です。

トウモロコシを原料としている食品も同様に、AB型にとって肥満の元凶となる可能性があります。

Bad! AB型さんが“太りやすい”野菜

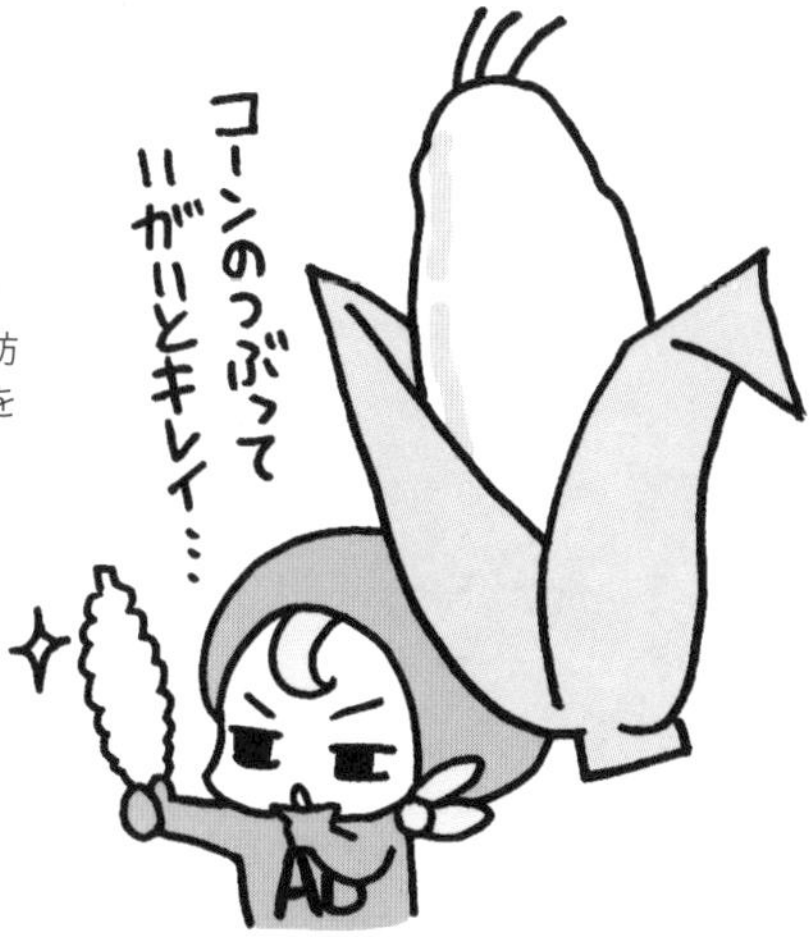

特に注意

トウモロコシ
インスリンの分泌を妨げる有害なレクチンを含んでいる。

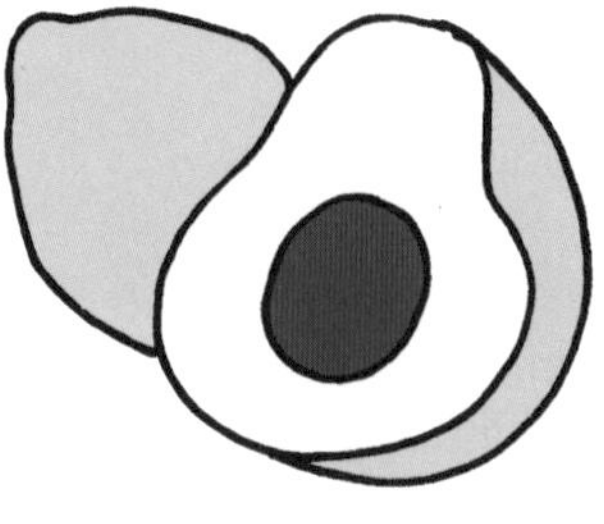

特に注意

アボカド
栄養価が高いが、AB型には合わないレクチンを含んでいるため、食べ過ぎないよう注意。

緑豆モヤシ
モヤシの中でも緑豆モヤシはNG。なるべく普通のモヤシを選ぼう。

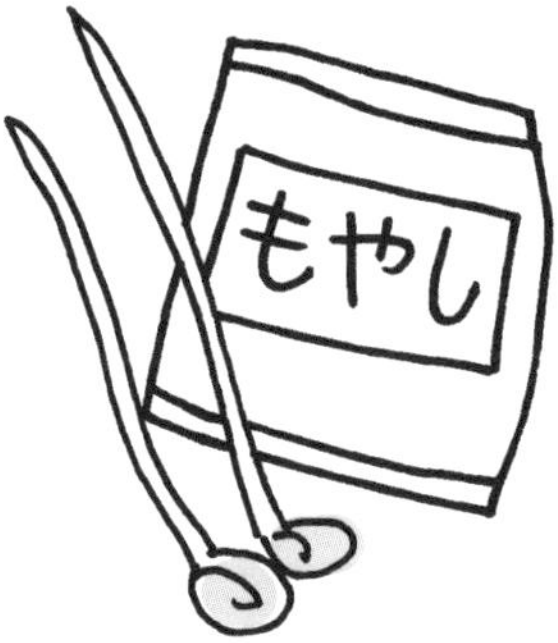
もやし

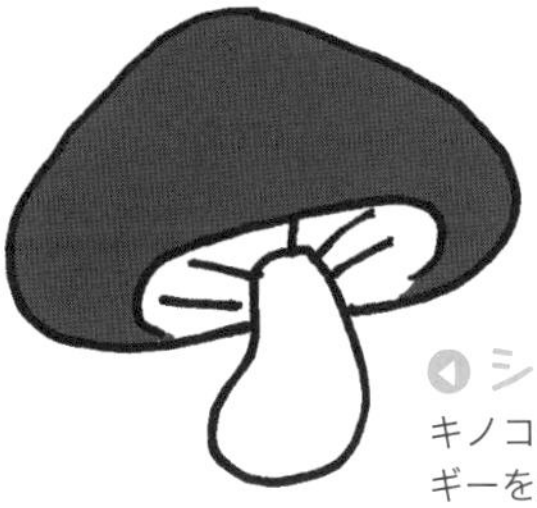

シイタケ
キノコの中でも、アレルギーを起こしやすい。

ピーマン
AB型の身体に悪影響を及ぼすレクチンが含まれている。

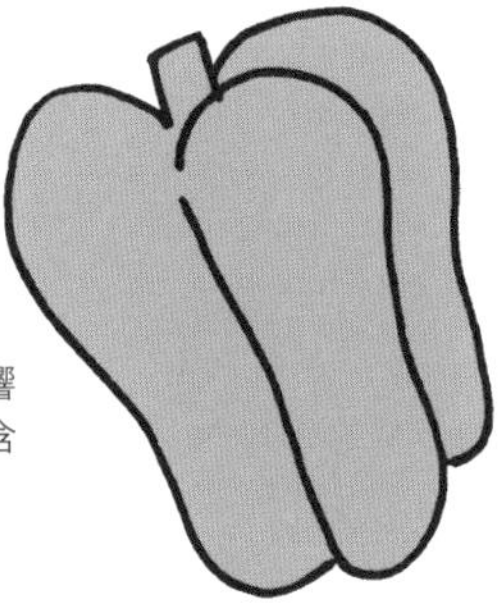

カイワレ
栄養満天のスプラウト食品の代表だが、AB型には不向き。

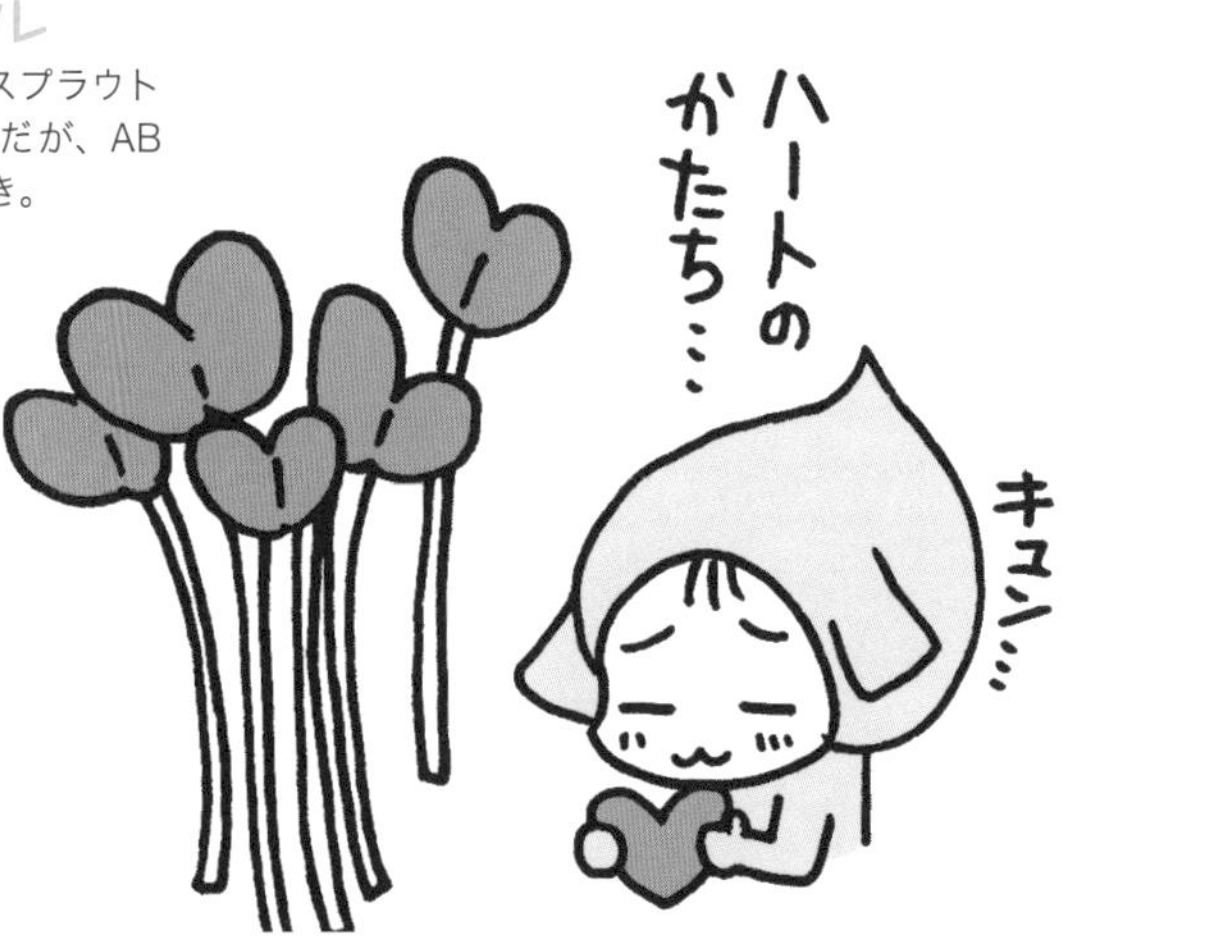
ハートのかたち……
キュン……

Good! AB型さんが“太りにくい”野菜

特にオススメ

ブロッコリー

抗酸化作用があり、免疫系の働きを助けてくれる。

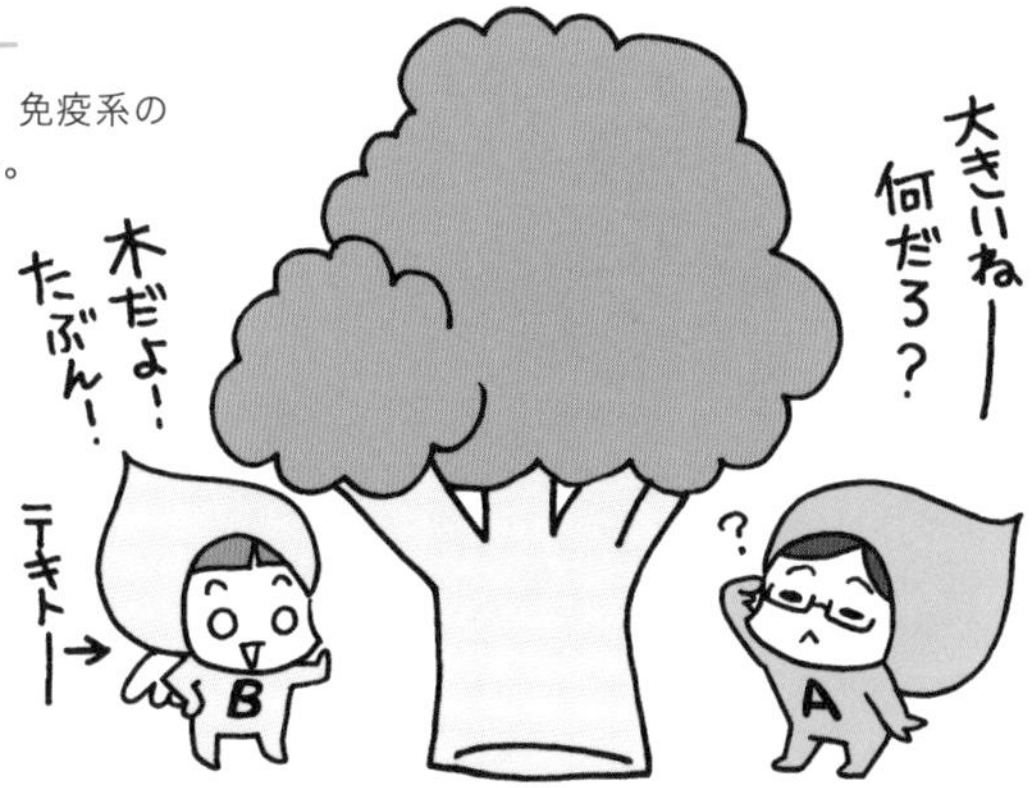
大きいねー
何だろ？
木だよ！
たぶん！
テキトー→
？？
B
A

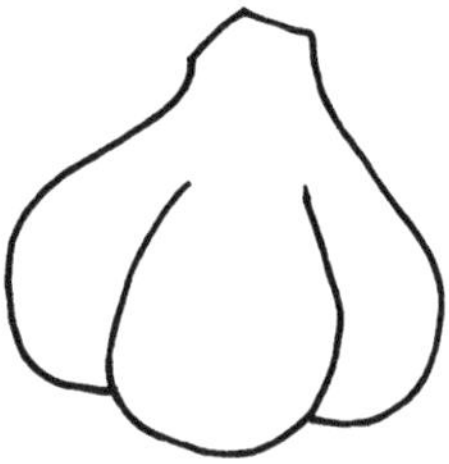

ニンニク

天然の抗生物質とも言える食材。疲れにも有効。

病気の予防にもなる野菜は欠かさず食べよう

野菜は大切な植物性化学成分の供給源です。植物性化学成分とは食品に含まれる強壮剤で、ガンや心臓病の予防に効果があります。AB型は免疫系が弱く感染症にかかりやすいので、毎日3食欠かさずに食べるように心がけましょう。

また、野菜はたくさんの種類をとってください。そうすることで体の代謝を促し、脂肪や老廃物をどんどん外に出して、細胞から体をきれいにしていくことができます。肉類を食べる際も、できるだけ一緒にとるのが理想的。特におすすめなのは、強い抗酸化作用をもつブロッコリーです。

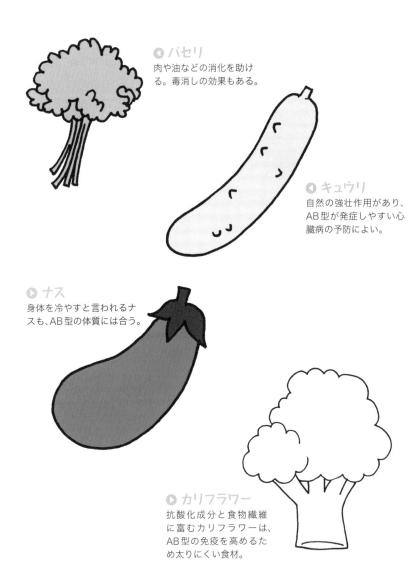

パセリ
肉や油などの消化を助ける。毒消しの効果もある。

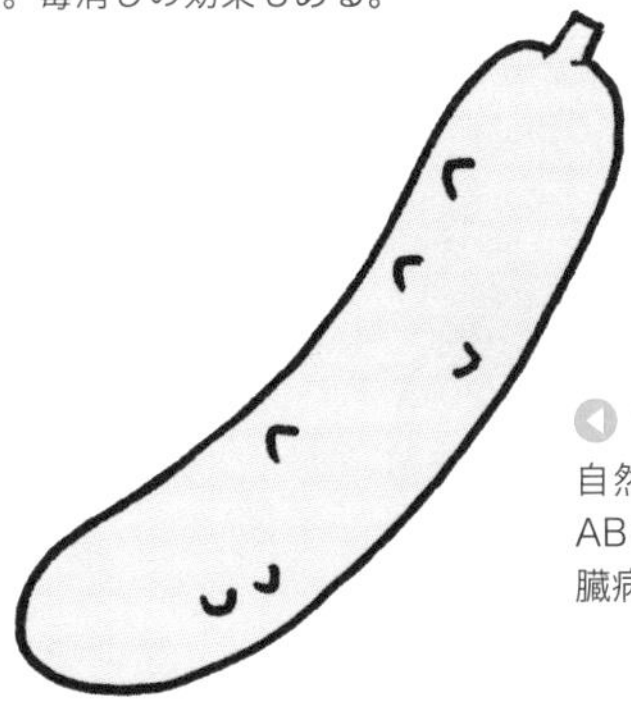

キュウリ
自然の強壮作用があり、AB型が発症しやすい心臓病の予防によい。

ナス
身体を冷やすと言われるナスも、AB型の体質には合う。

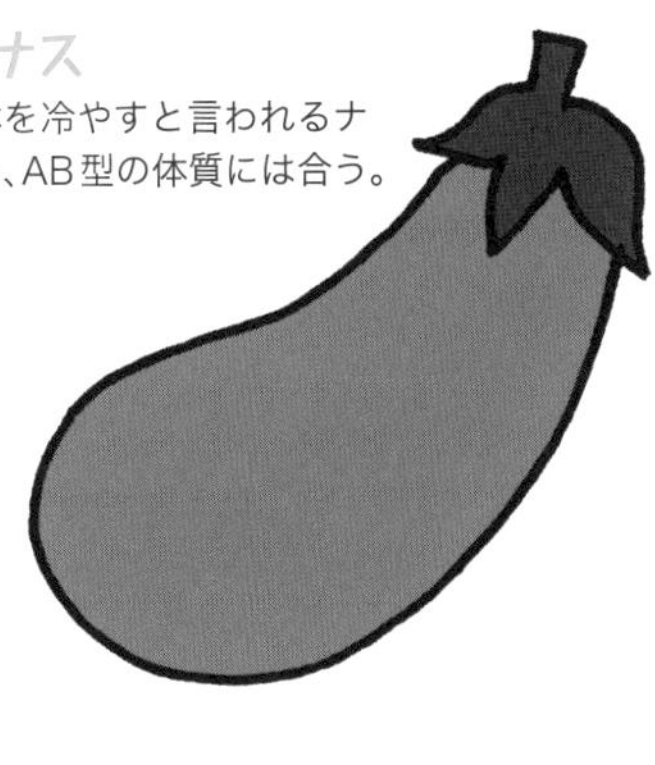

カリフラワー
抗酸化成分と食物繊維に富むカリフラワーは、AB型の免疫を高めるため太りにくい食材。

Bad! AB型さんが"太りやすい"肉・魚

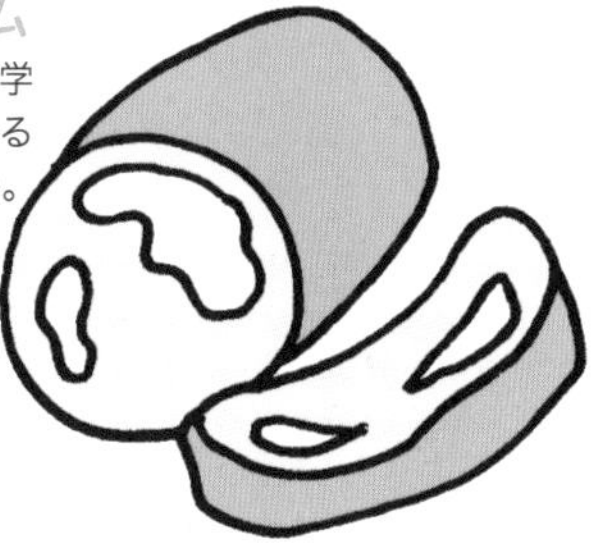

▶ ベーコン・ハム

加工食肉は多くの化学添加物が含まれているのでなるべく控えたい。

▼ 牛肉

牛肉を食べる場合は、脂肪の少ない赤身肉がおすすめ。

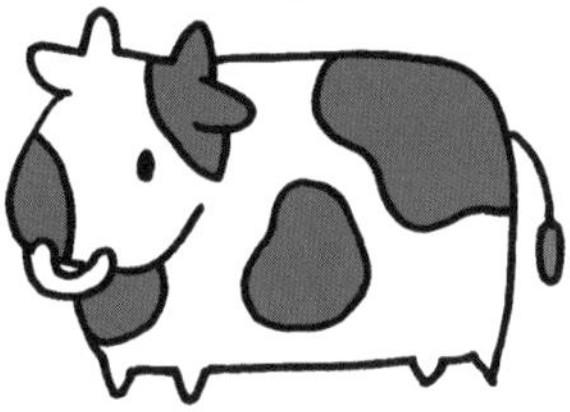

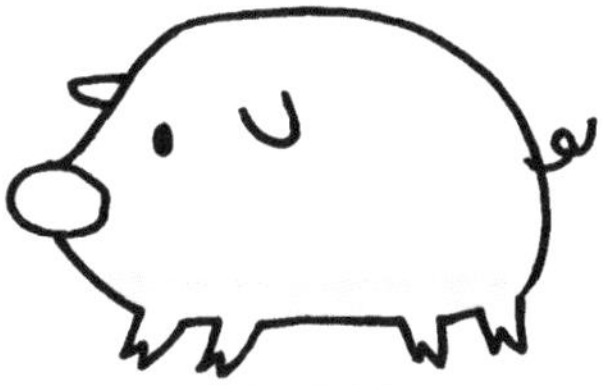

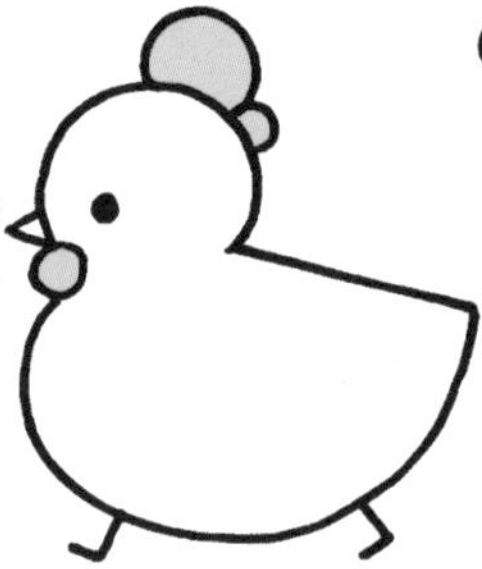

▶ 鶏肉

含まれるレクチンがAB型の胃の働きを妨げ、体に悪影響を及ぼす。

▲ 豚肉

AB型は豚肉を消化するための酵素と胃酸が不十分。できるだけ避けたほうがよい。

鶏肉は消化器に悪影響が カニやウナギもNG

肉類の中で、特にAB型の体質に合わないのは鶏肉です。鶏肉はAB型の胃の働きを悪くし、消化器系に悪い影響を及ぼします。消化器系は体づくりの根幹に当たる部分なので、肉の中でもとりわけ鶏肉は控えるようにしたほうがよいでしょう。

また、魚介類では、ブリやスズキがAB型に合いません。スモークサーモンも避けたほうがよい食材です。さらに、カニ・エビなどの甲殻類、ハマグリやカキなどの貝類も、AB型には合わないレクチンが含まれています。それから、滋養強壮にいいイメージがあるウナギも、AB型にはあまり合いません。

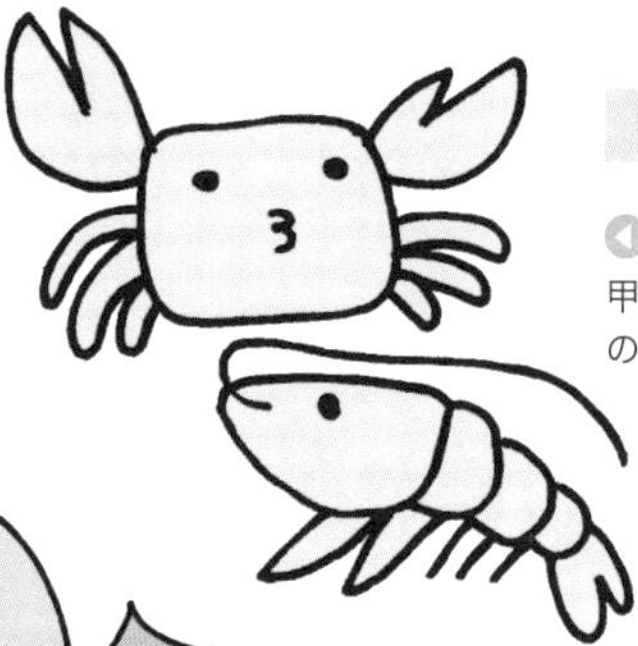

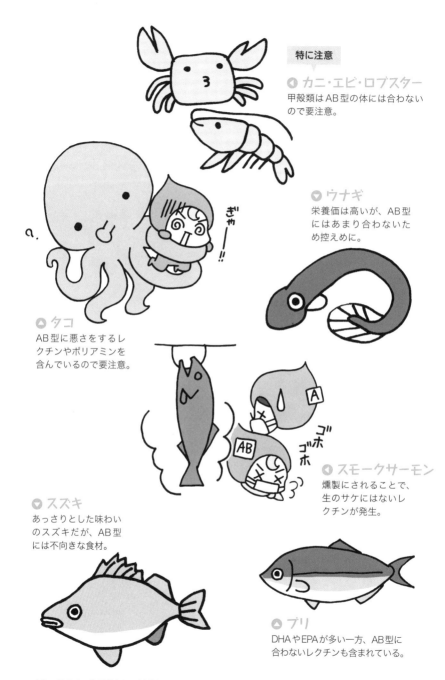

特に注意

◀ カニ・エビ・ロブスター

甲殻類はAB型の体には合わないので要注意。

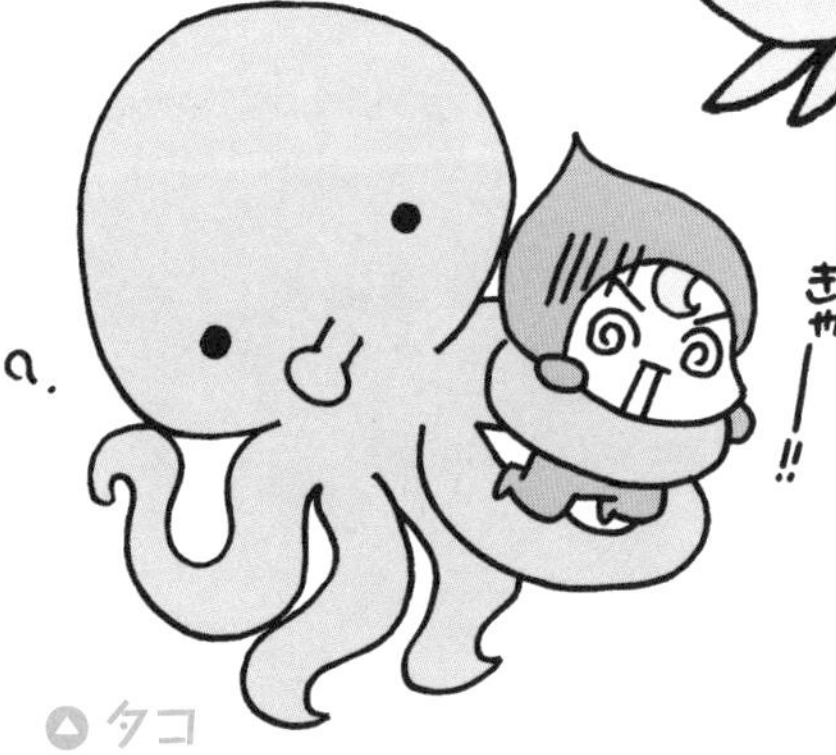

▼ ウナギ

栄養価は高いが、AB型にはあまり合わないため控えめに。

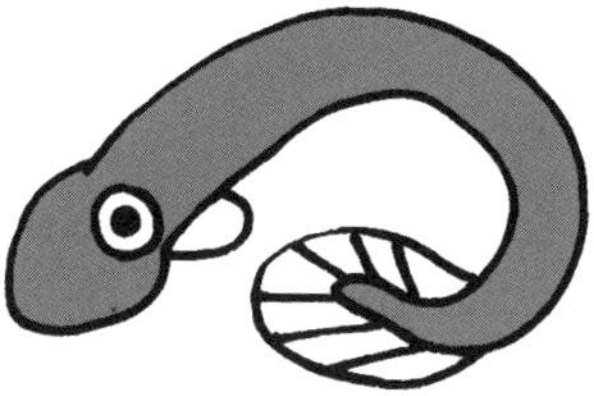

▲ タコ

AB型に悪さをするレクチンやポリアミンを含んでいるので要注意。

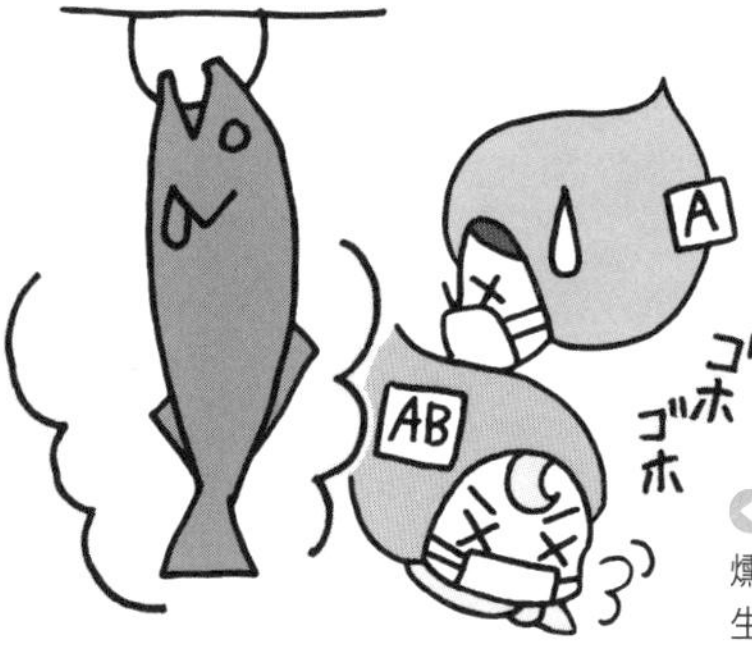

◀ スモークサーモン

燻製にされることで、生のサケにはないレクチンが発生。

▼ スズキ

あっさりとした味わいのスズキだが、AB型には不向きな食材。

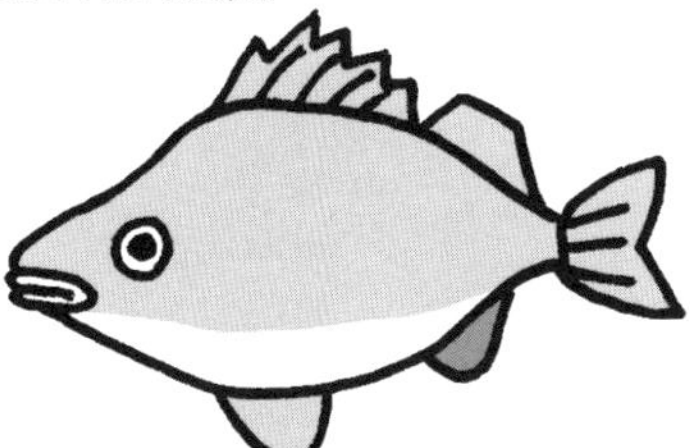

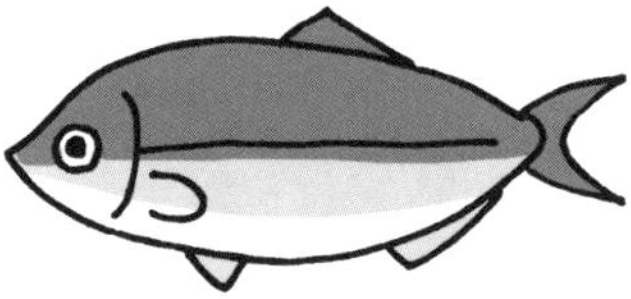

▲ ブリ

DHAやEPAが多い一方、AB型に合わないレクチンも含まれている。

Good! AB型さんが“太りにくい”肉・魚

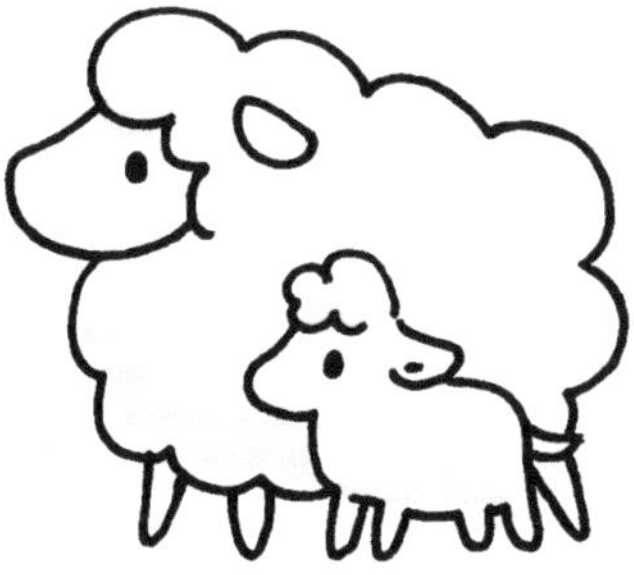

マトン・ラム
羊肉はAB型の体質に合う。ジンギスカンもオススメ。

マグロ
魚介類はAB型の貴重なタンパク源となり、NK細胞を活性化する。

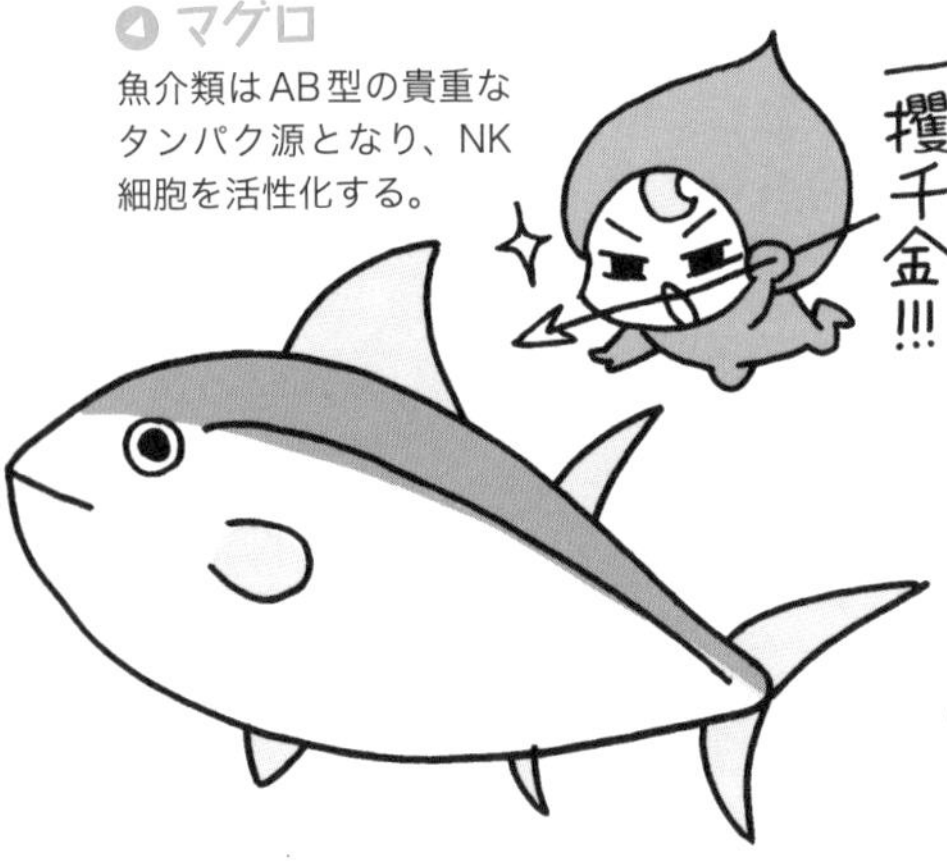

サバ
脳や神経の発達によいDHAやEPA豊富。AB型に合うレクチンを含む。

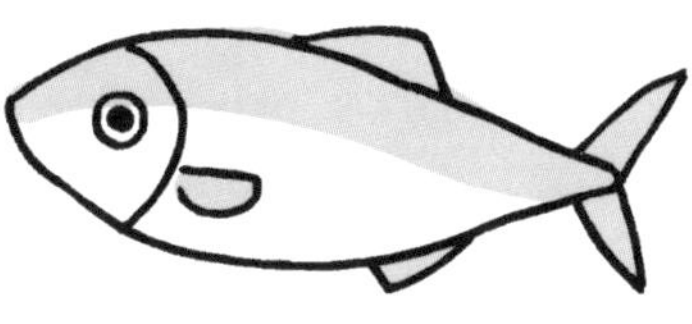

肉の量は制限して魚をたっぷりとろう

AB型は、肉に関しては、食べ過ぎると太ってしまう危険があるので、少なめの肉を野菜や豆腐と一緒にとるように心がけてください。ダイエット効果を上げるには、肉をとる量はある程度制限することが望ましいと言えます。

一方で、魚は大いに食べてもらって結構です。魚の油はAB型の体の代謝を高める作用があるので、ダイエットに効果的です。刺身で食べるならマグロ、イワシなど、サバは塩焼きにして食べるのもいいでしょう。また、タラやマスは鍋物で食べ、キンメダイは煮付けて食べるのがおすすめです。

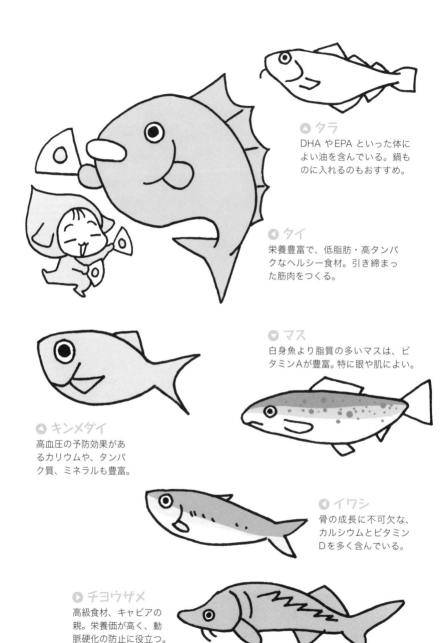

タラ

DHA やEPA といった体によい油を含んでいる。鍋ものに入れるのもおすすめ。

タイ

栄養豊富で、低脂肪・高タンパクなヘルシー食材。引き締まった筋肉をつくる。

キンメダイ

高血圧の予防効果があるカリウムや、タンパク質、ミネラルも豊富。

マス

白身魚より脂質の多いマスは、ビタミンAが豊富。特に眼や肌によい。

イワシ

骨の成長に不可欠な、カルシウムとビタミンDを多く含んでいる。

チョウザメ

高級食材、キャビアの親。栄養価が高く、動脈硬化の防止に役立つ。

Bad! AB型さんが“太りやすい”穀類

特に注意

そば
そばは消化が悪いだけでなく、AB型が食べると太りやすい傾向あり。

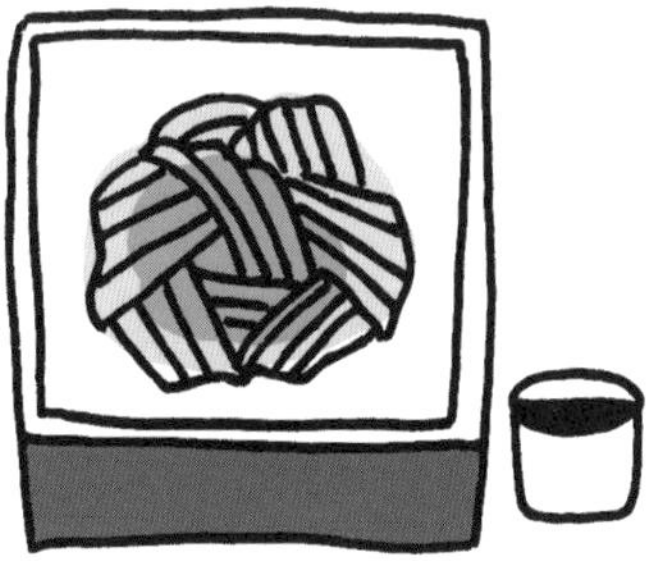

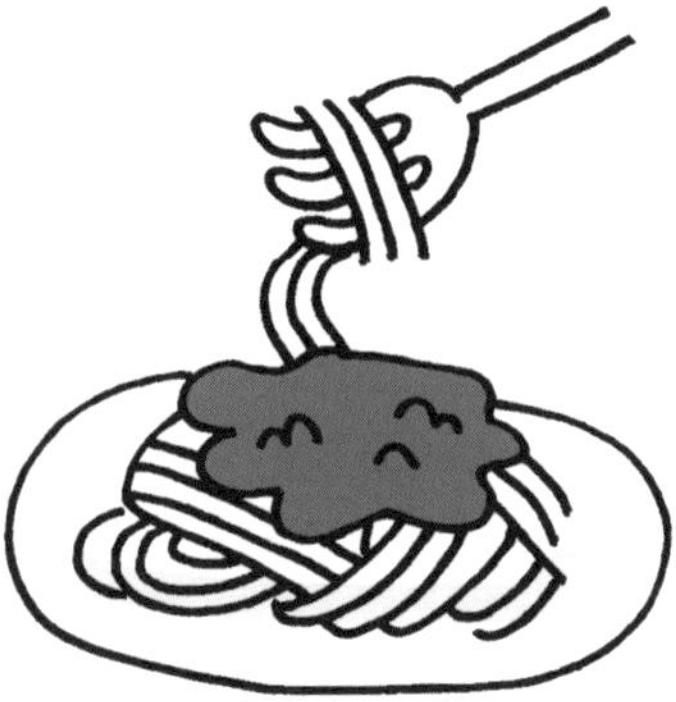

パスタ
小麦粉に水を混ぜたグルテン小麦（強力粉）はダイエットの敵。

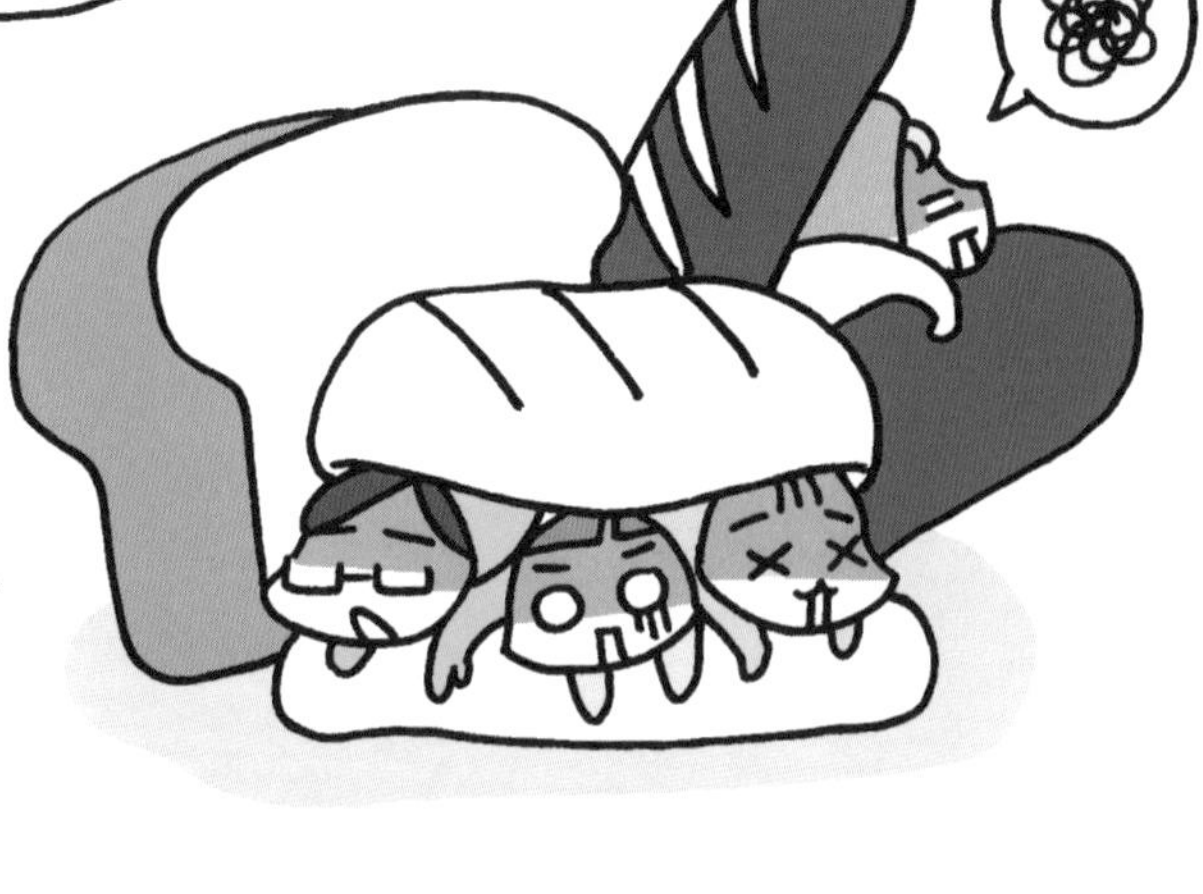

パン
パスタと同じくグルテン小麦を使用しているパンは食べ過ぎに注意。

Good! AB型さんが"太りにくい"穀類

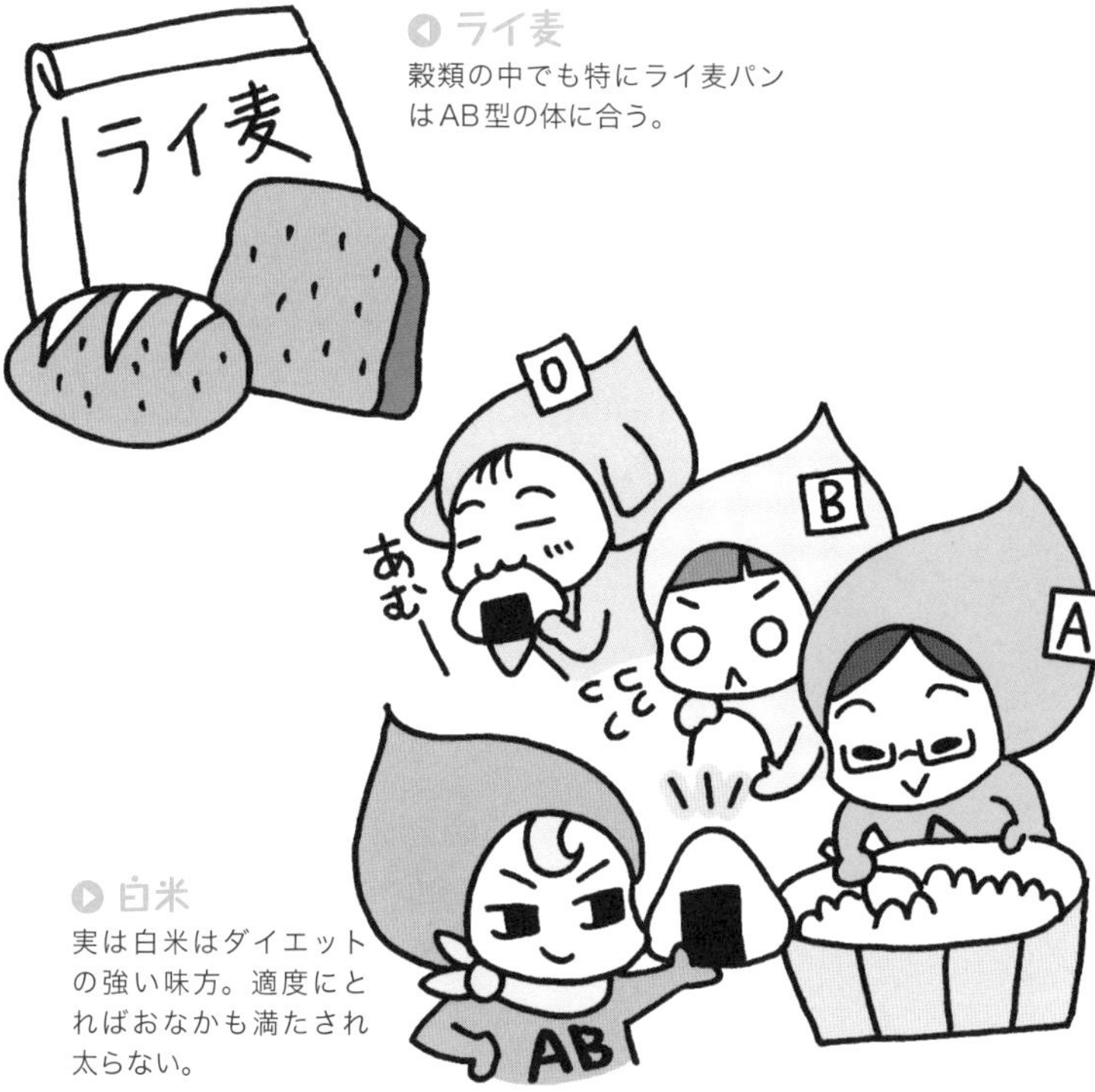

ライ麦
穀類の中でも特にライ麦パンはAB型の体に合う。

白米
実は白米はダイエットの強い味方。適度にとればおなかも満たされ太らない。

小麦粉の量は控えて白米や玄米を食べよう

基本的に穀類、小麦粉はAB型の体に合いますが、小麦の穀粒がつくる酸はAB型には強過ぎ、筋肉が酸性になり過ぎるので代謝が下がる傾向があります。つまり、ダイエット効果を上げるためには、小麦粉の量を制限する必要があると言えます。

例えば、AB型がパンを食べるときは、玄米パンや発芽玄米パンにしたほうがよいでしょう。穀類では他に、白米や玄米などが体質に合っているのでおすすめです。ただし、そばを食べるとAB型は太りやすい傾向にあるので、ヘルシーなつもりでたくさん食べ過ぎないよう気をつけてください。

AB型さんが“太りやすい”果物

オレンジ・みかん

胃酸の少ないAB型には合わない。果汁100%ジュースも避けたほうがよい。

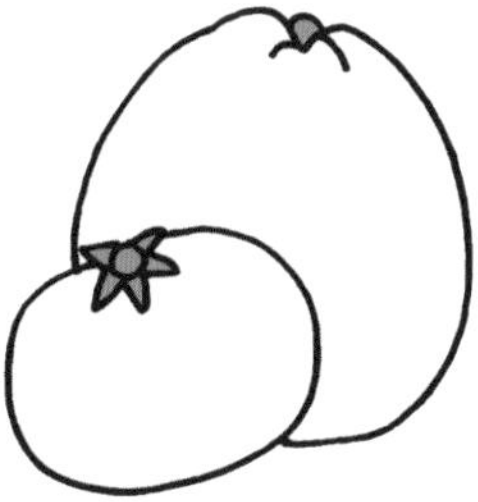

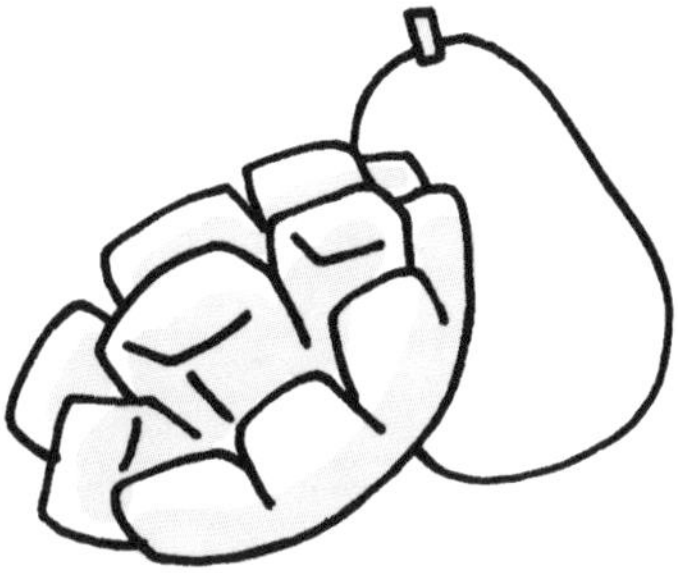

マンゴー

強い酵素をもっているので、AB型の体質には合わない果物。

バナナ

ダイエットにいいとされているが、AB型には合わないため逆効果に。

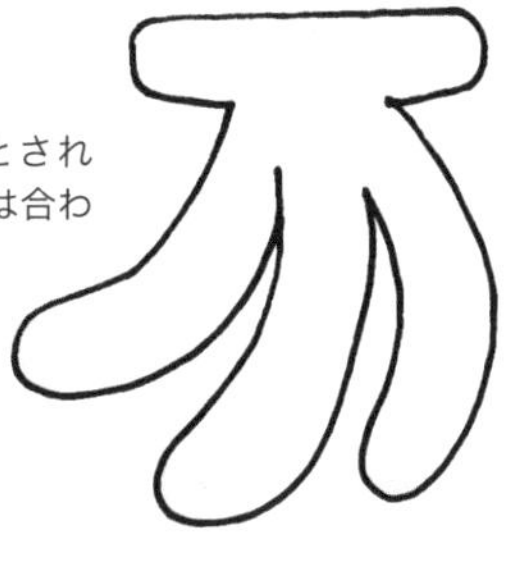

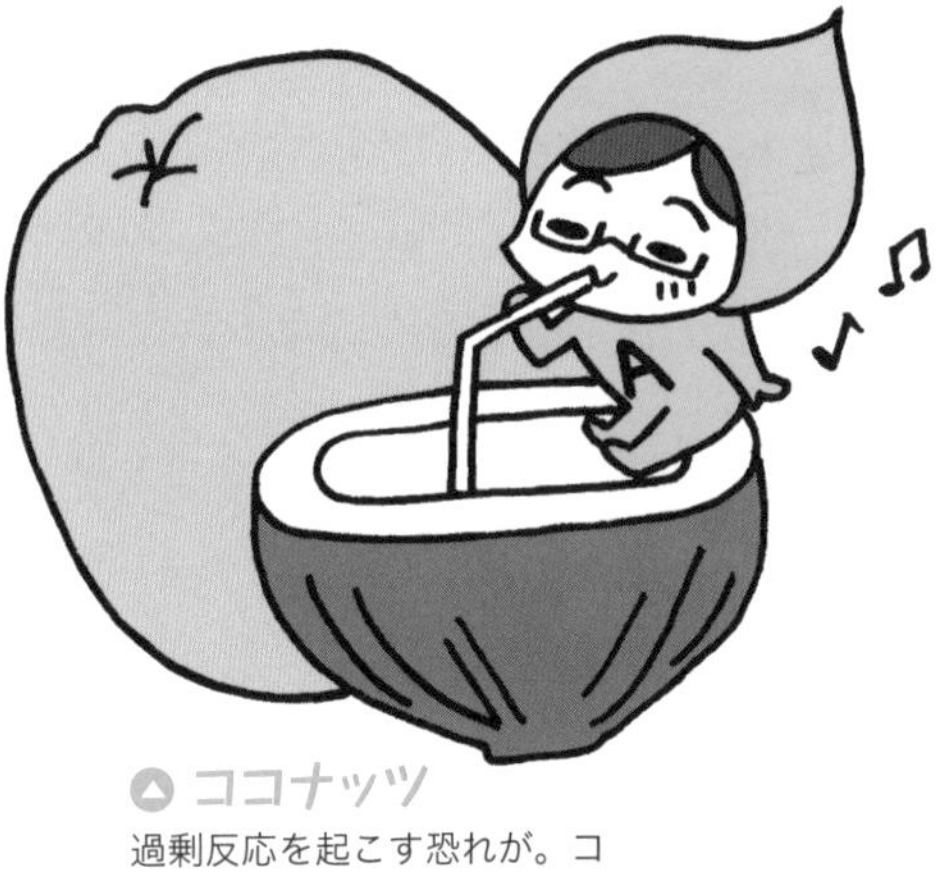

カキ

カキに含まれるレクチンは、AB型の細胞を凝集させてしまう。

ココナッツ

過剰反応を起こす恐れが。ココナッツオイルを含む食品も避けて。

Good! AB型さんが"太りにくい"果物

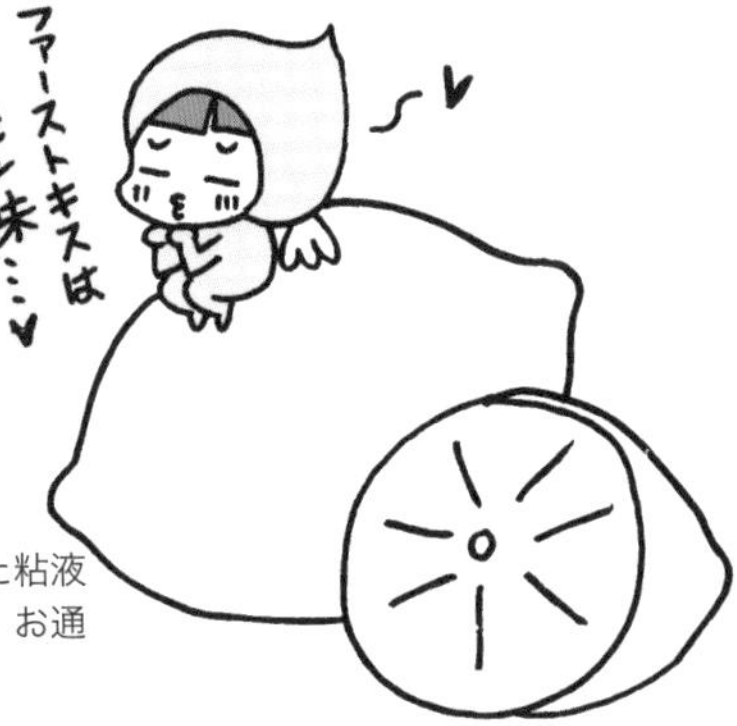
ファーストキスはレモン味…♥

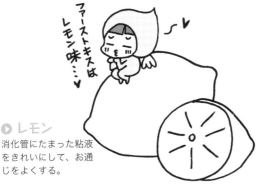

▶ レモン
消化管にたまった粘液をきれいにして、お通じをよくする。

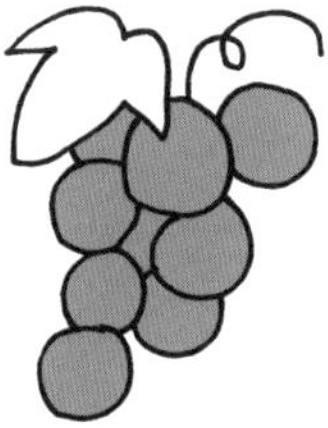

▲ ブドウ
アルカリ性が強い果物はAB型の体質に合う。

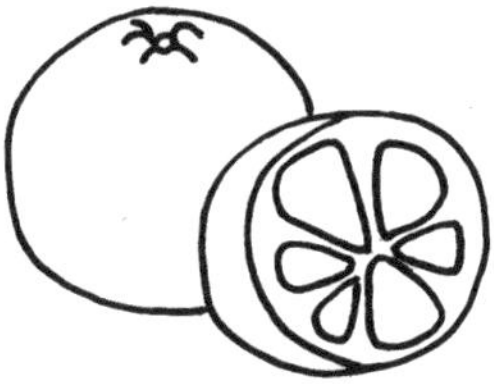

◀ グレープフルーツ
酸性でありながら消化後はアルカリ性に変わる性質がある。

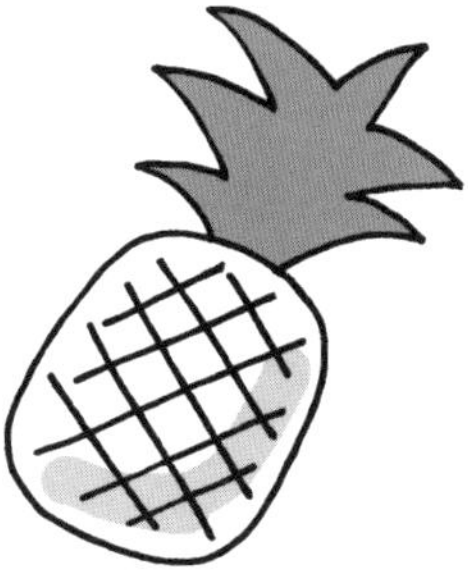

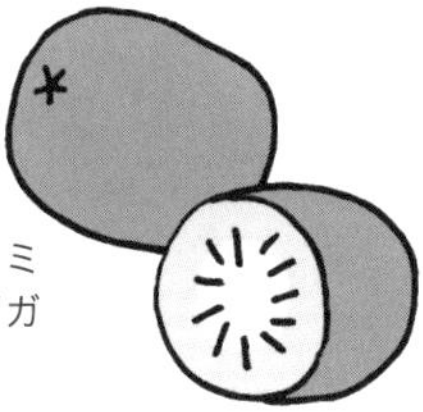

▶ キウイ
抗酸化作用のあるビタミンCが多く含まれ、胃ガンの予防にもよい。

▲ パイナップル
AB型の消化を助けてくれる果物。

アルカリ性の果物を選び酸性の果物は避けるべし

筋肉組織を酸性にしてしまう穀物とのバランスをとるため、アルカリ性が強い果物を積極的にとることは、AB型の体によい影響を与えます。アルカリ性が強い果物とは、ブドウ、プラム、ベリーなどです。

一方で、マンゴーやグアバは、AB型の体質に合わないので避けたほうがよいでしょう。オレンジやみかんも、胃酸の少ないAB型には胃への刺激が強過ぎるので、なるべく控えたほうがよい食材です。ただし、グレープフルーツは、酸性でありながら消化後はアルカリ性に変わる性質をもっている果物なので、AB型にもおすすめできます。

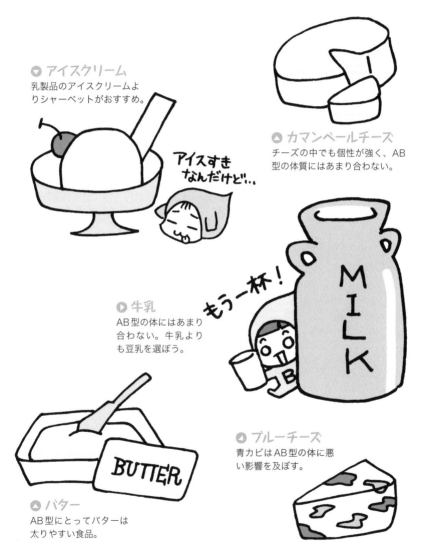

Bad! AB型さんが“太りやすい”卵・乳製品

▼ アイスクリーム

乳製品のアイスクリームよりシャーベットがおすすめ。

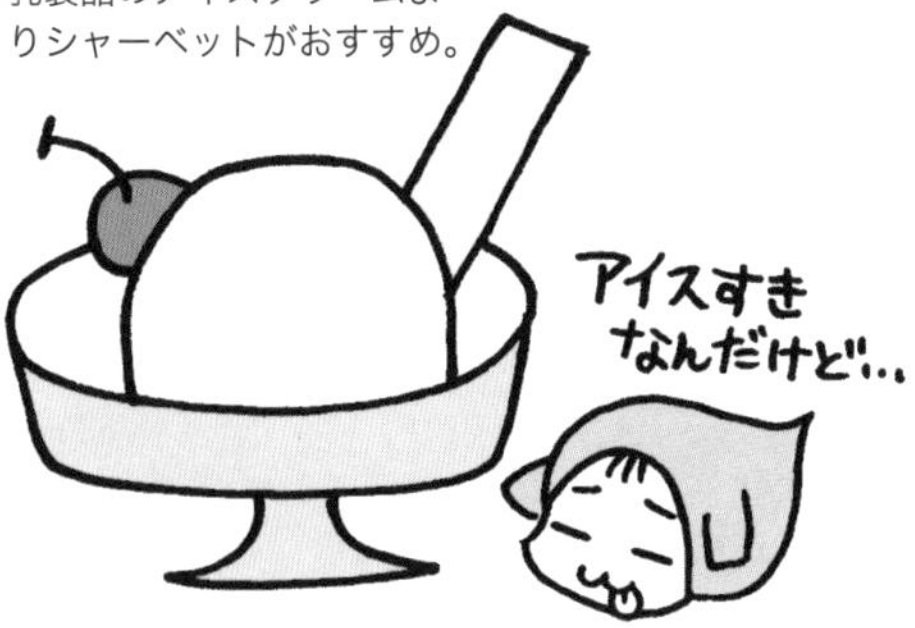
アイスすきなんだけど…

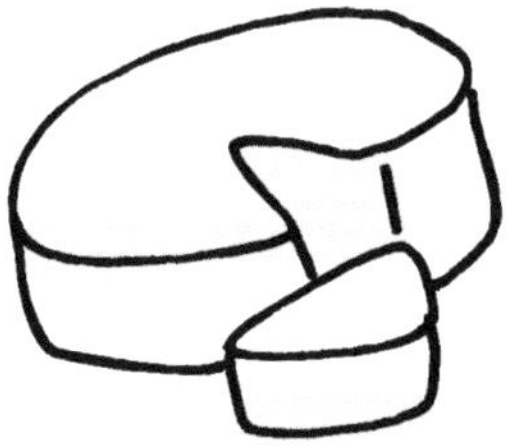

△ カマンベールチーズ

チーズの中でも個性が強く、AB型の体質にはあまり合わない。

▶ 牛乳

AB型の体にはあまり合わない。牛乳よりも豆乳を選ぼう。

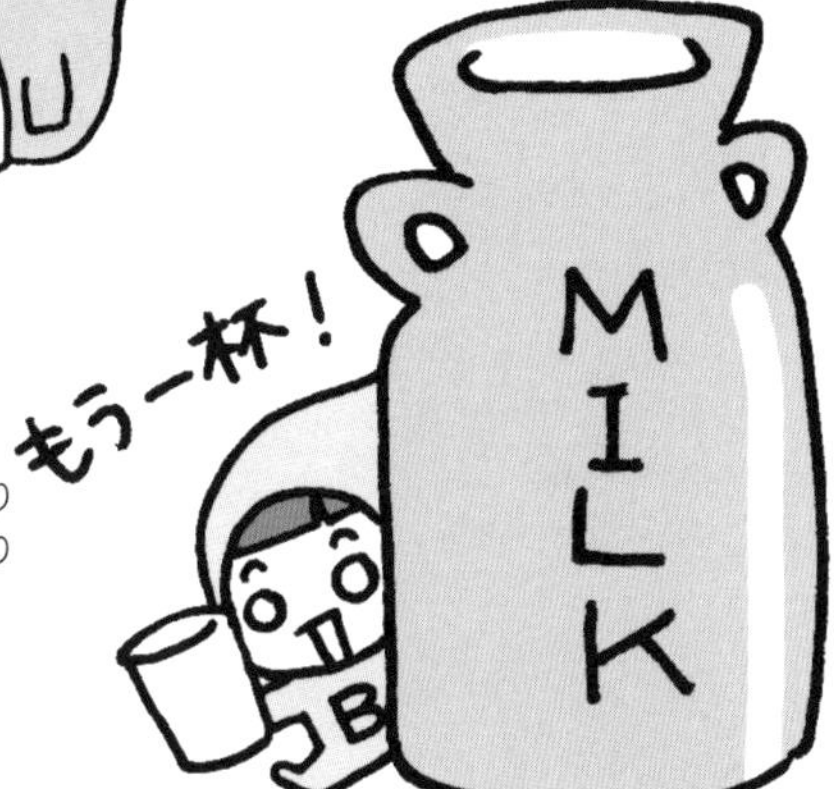
もう一杯！
MILK

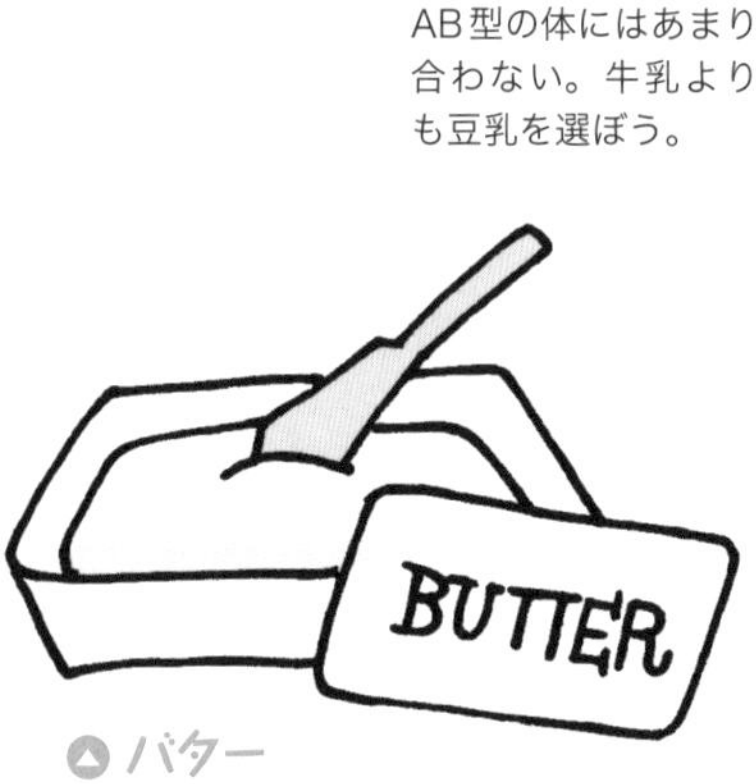
BUTTER

△ バター

AB型にとってバターは太りやすい食品。

◀ ブルーチーズ

青カビはAB型の体に悪い影響を及ぼす。

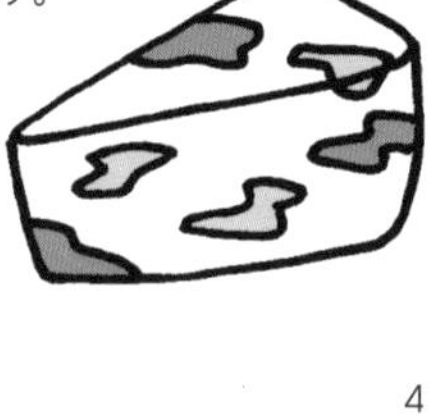

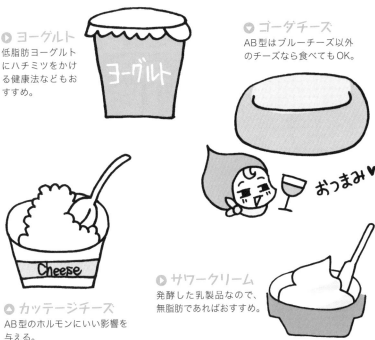

Good! AB型さんが“太りにくい”卵・乳製品

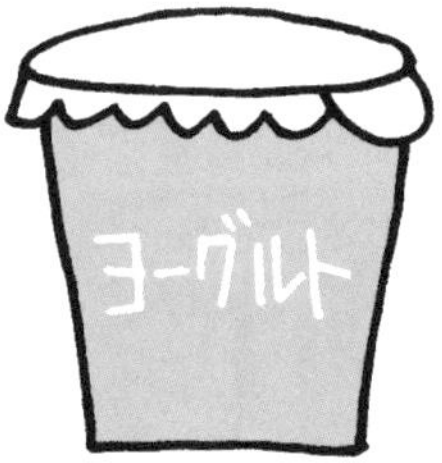

ヨーグルト
低脂肪ヨーグルトにハチミツをかける健康法などもおすすめ。

ゴーダチーズ
AB型はブルーチーズ以外のチーズなら食べてもOK。

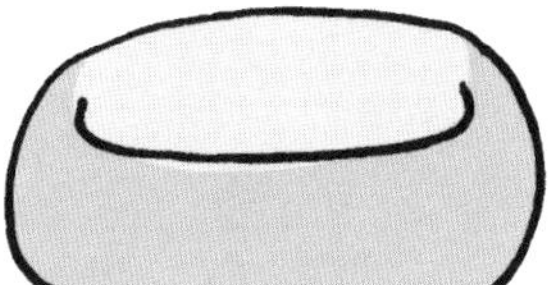

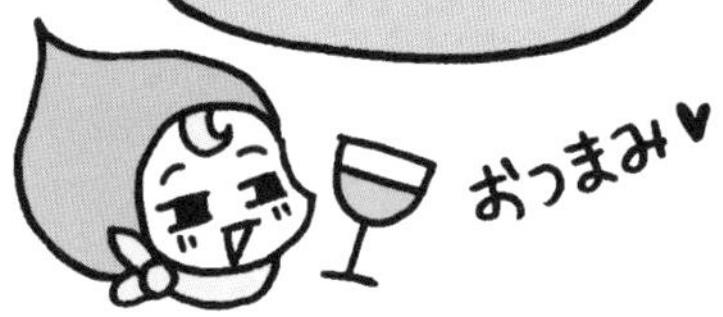

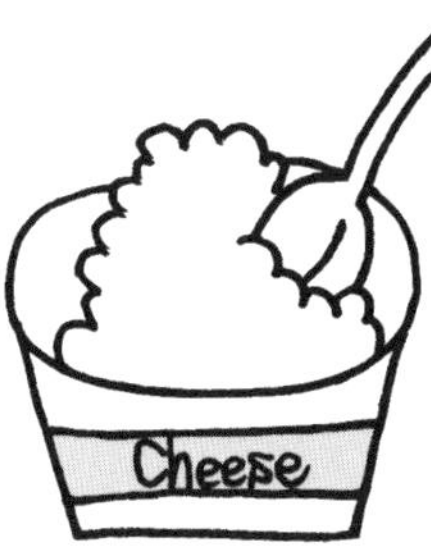

サワークリーム
発酵した乳製品なので、無脂肪であればおすすめ。

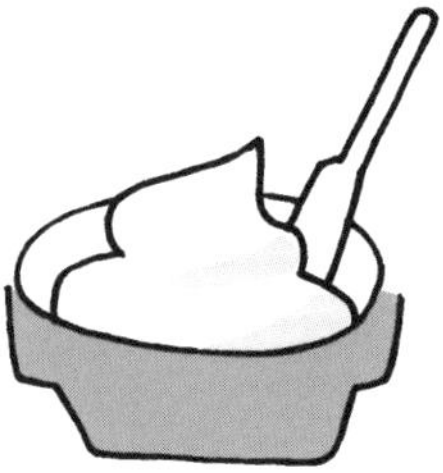

カッテージチーズ
AB型のホルモンにいい影響を与える。

ヨーグルトはOK 牛乳・バターはNG

　乳製品は、AB型の代謝を高め、体型をスリムアップしていくのに効果があるため、積極的にとることをおすすめします。特にヨーグルトは毎日食べると体によい影響があります。その他、カッテージチーズ、ゴーダチーズ、無脂肪のリコッタチーズ、サワークリームなども、AB型のホルモンにいい作用をするので、おすすめの食材です。

　一方で、AB型は乳製品が苦手なA型の因子ももっているので、体に合わない乳製品もあります。その代表が牛乳、バターです。また、ブルーチーズやカマンベールチーズも、AB型の体には合いません。

Bad!

AB型さんが“太りやすい”豆類・ナッツ類

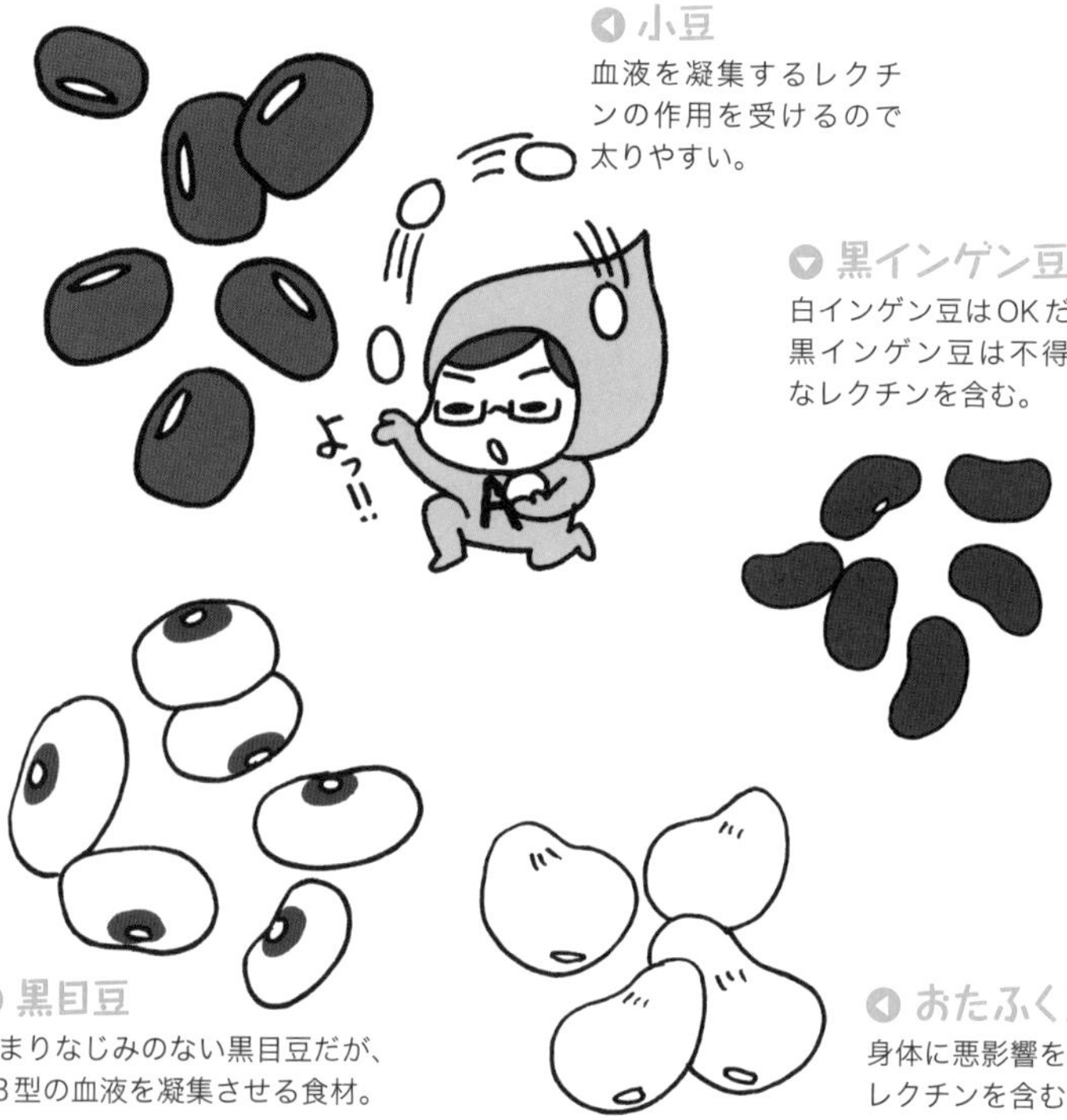

小豆
血液を凝集するレクチンの作用を受けるので太りやすい。

黒インゲン豆
白インゲン豆はOKだが、黒インゲン豆は不得手なレクチンを含む。

黒目豆
あまりなじみのない黒目豆だが、AB型の血液を凝集させる食材。

おたふく豆
身体に悪影響を与えるレクチンを含む。

小豆＋砂糖はキケン！ 大豆食品がおすすめ

豆類は植物性タンパク質をとるうえで欠かせない食材ですが、AB型の人は小豆が体に合いません。小豆あんを使った和菓子は、洋菓子などよりもダイエットによさそうなイメージがありますが、AB型では和菓子好きなほうが肥満になる可能性がかえって高くなります。なぜなら、小豆は本来代謝をよくする作用があるのに、AB型の場合、血液を凝集するレクチンの作用を受けてしまうからです。特に、小豆と砂糖のお菓子は、最も避けたい組み合わせです。

豆類なら大豆か白インゲン豆など、代謝を上げる食材をとるよう心がけましょう。

Good! AB型さんが“太りにくい”豆類・ナッツ類

白インゲン豆
AB型の体の代謝を上げてくれる食材。

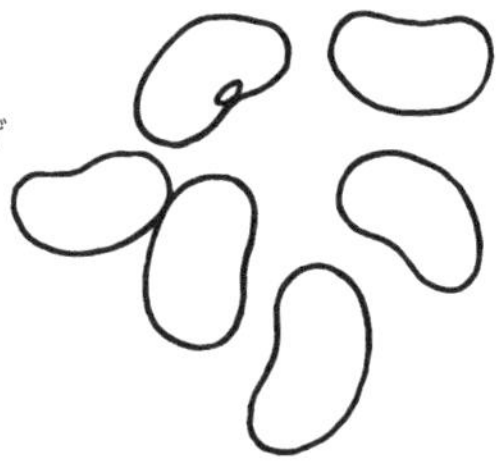

豆乳
動物性の牛乳は体に合わないが、植物性の豆乳とは相性がいい。

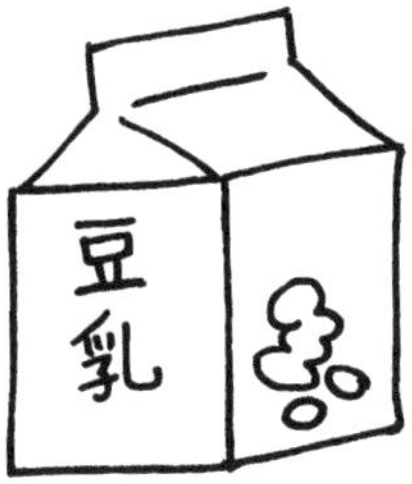

大豆
豆腐、納豆などの大豆食品はAB型にもおすすめ。

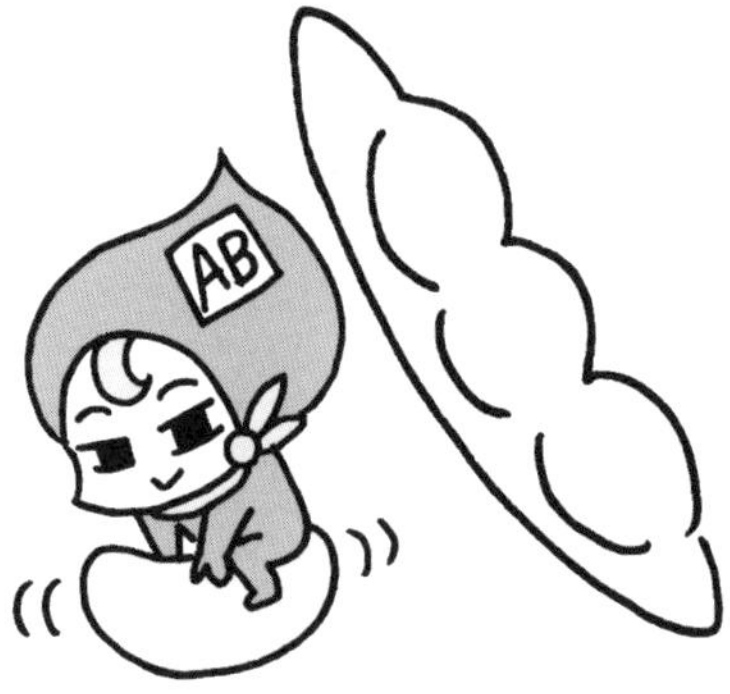

ピーナッツバター
AB型にはナッツよりもピーナッツバターのほうがよい。

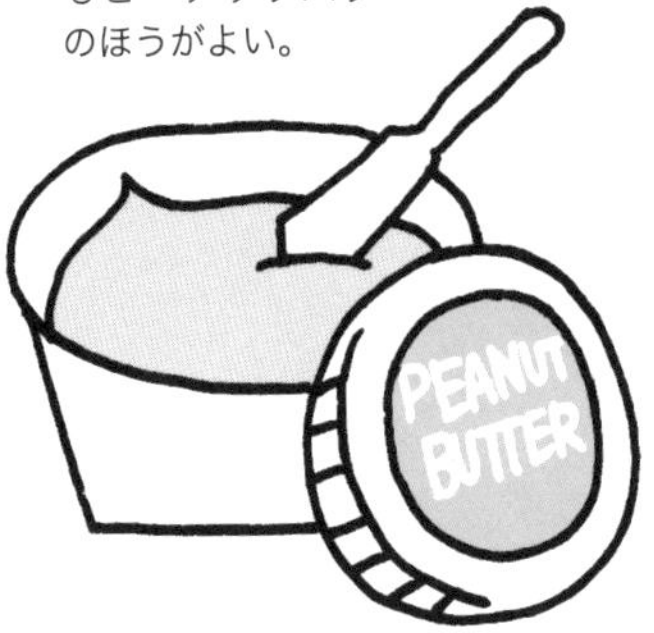

ピント豆
抗酸化作用が強く、ガンになりやすいAB型におすすめの食材。

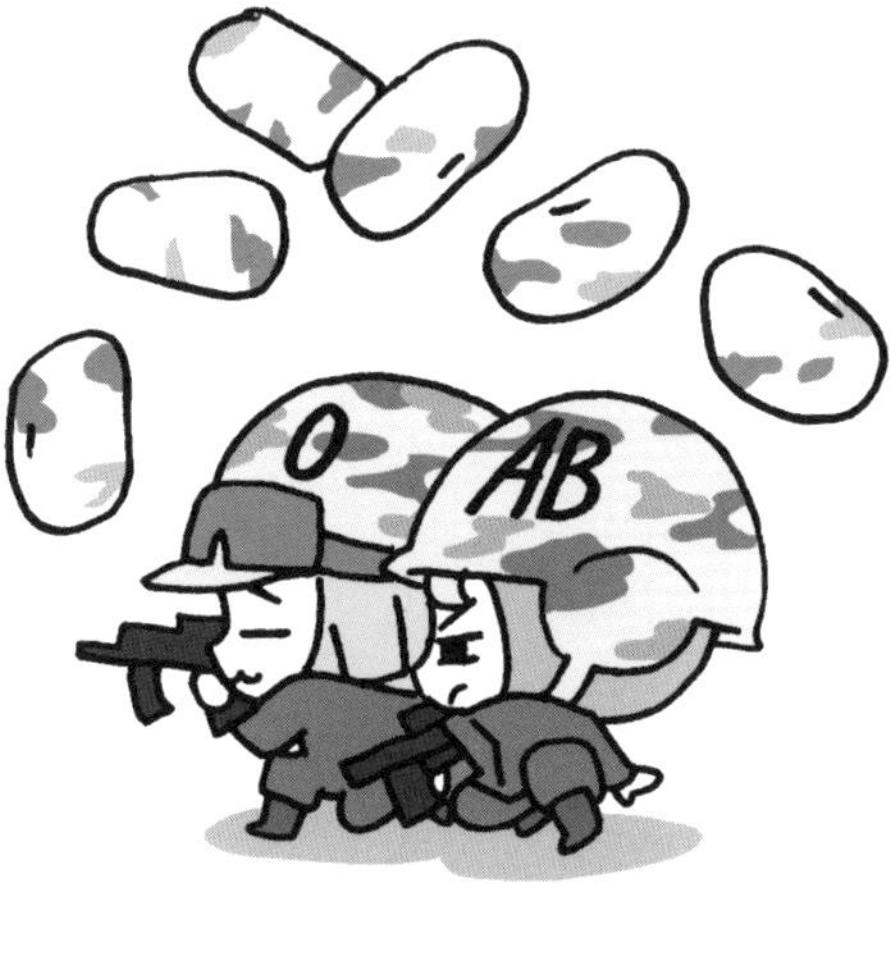

Bad! AB型さんが“太りやすい”油・調味料

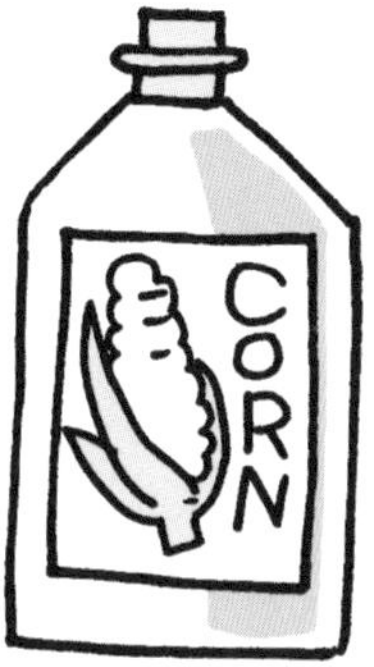

酢・リンゴ酢

酢は胃の弱いAB型の体には合わない。

特に注意

コーン油

含まれるレクチンが、AB型の身体に悪影響をおよぼす恐れが。

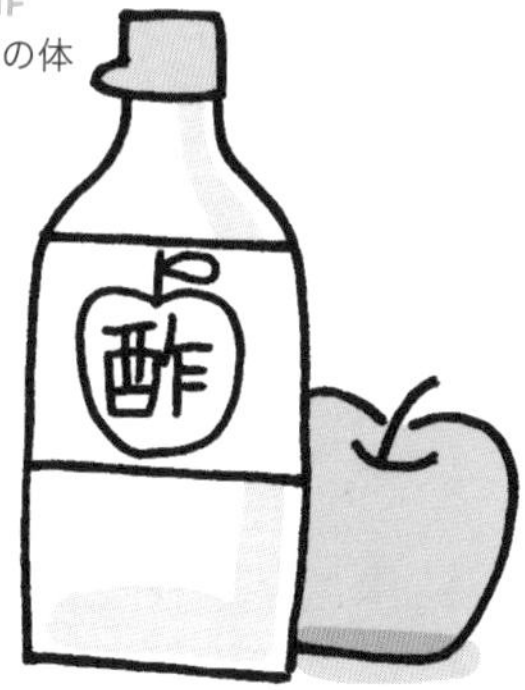

コショウ

黒コショウも白コショウもAB型には合わないので控えたい。

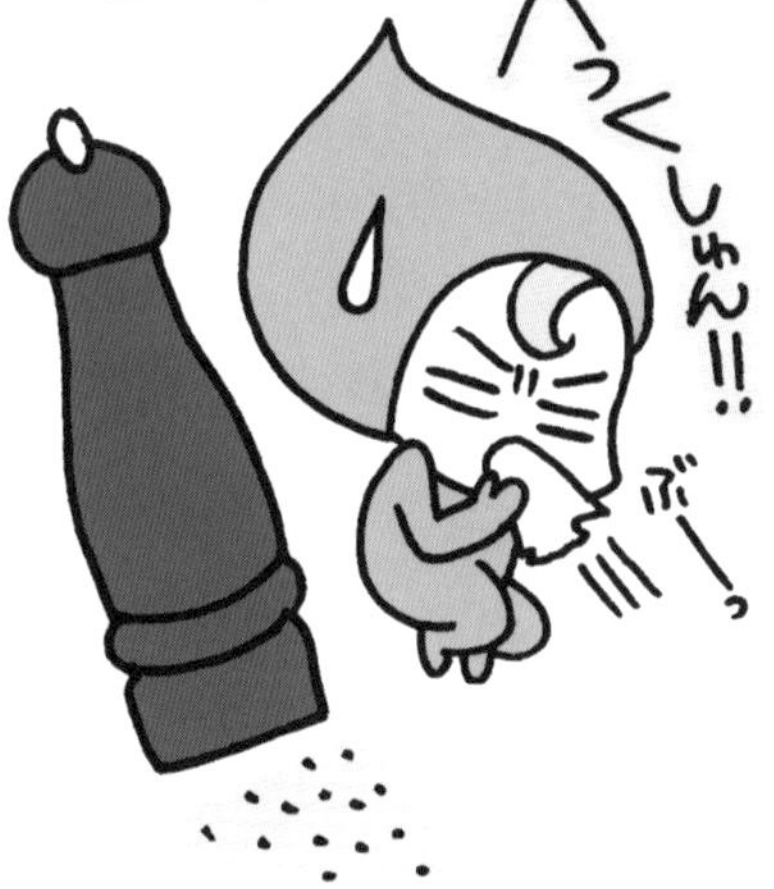

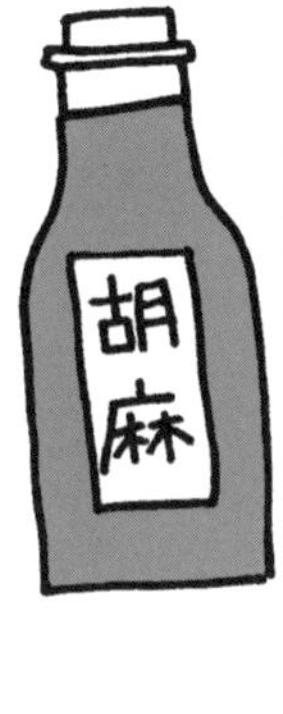

ゴマ油

消化管に有害なレクチンを含んでいるので避けたほうがよい。

ケチャップ

トマトは問題ないが、酢が入っているので多用は禁物。

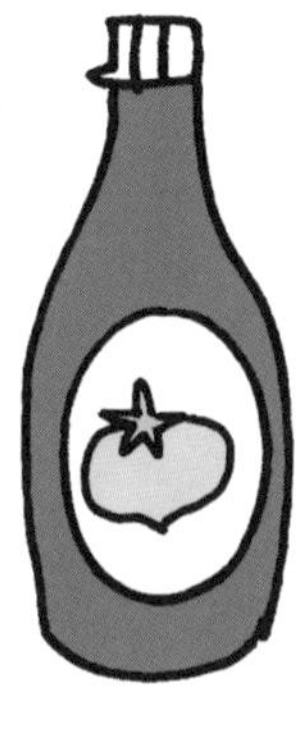

Good! AB型さんが“太りにくい”油・調味料

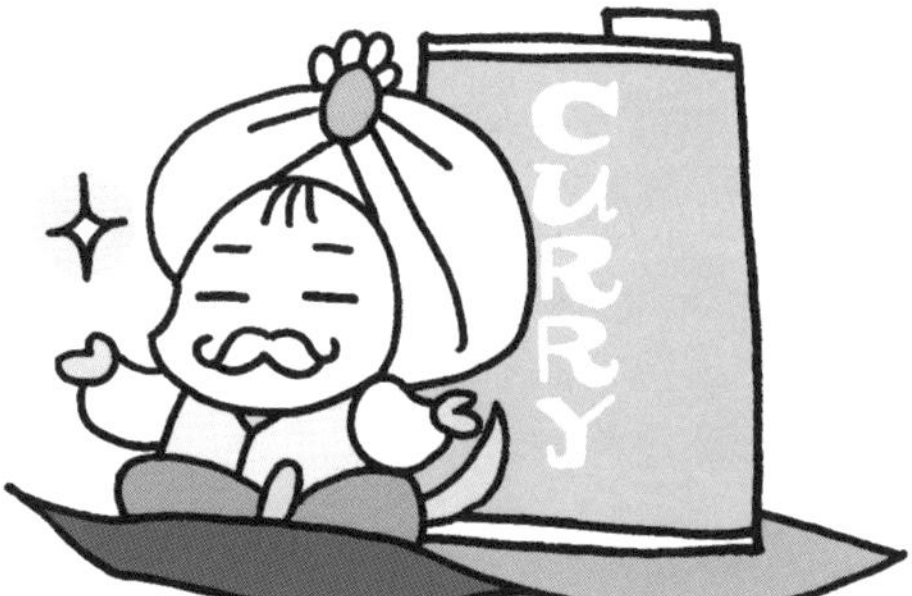

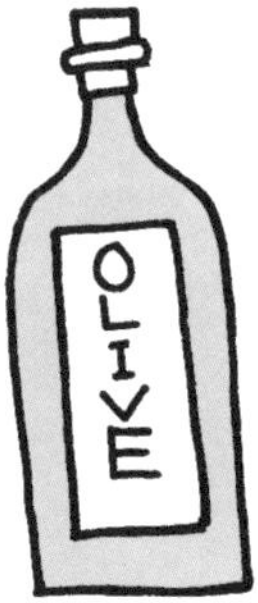

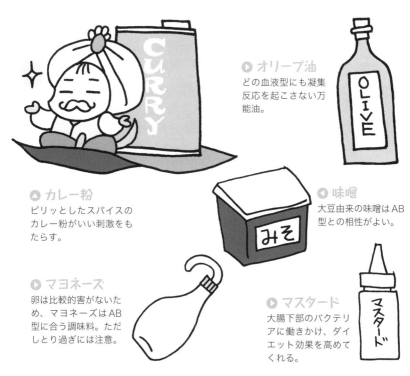

オリーブ油
どの血液型にも凝集反応を起こさない万能油。

カレー粉
ピリッとしたスパイスのカレー粉がいい刺激をもたらす。

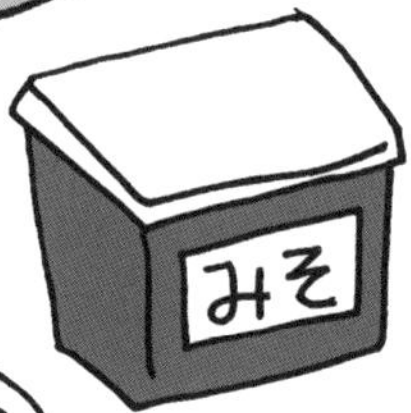

味噌
大豆由来の味噌はAB型との相性がよい。

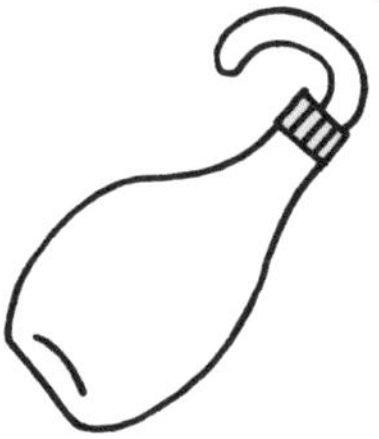

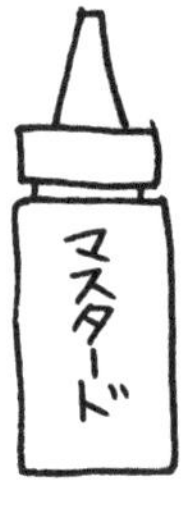

マヨネーズ
卵は比較的害がないため、マヨネーズはAB型に合う調味料。ただしとり過ぎには注意。

マスタード
大腸下部のバクテリアに働きかけ、ダイエット効果を高めてくれる。

天然塩がおすすめ 刺激の強い酢は避けて

AB型に合う油はあまりありません。調理にはオリーブ油を使い、なるべく純度の高いバージンオリーブオイル、エキストラバージンオリーブオイルを選びましょう。

また、調味料については、精製塩を使わず天然塩を使うのがおすすめです。そして、胃の弱いAB型は、胃ガン予防のためにも酸性の酢やコショウは控えてください。ケチャップも酢が入っているのでなるべく避けるようにしましょう。

例えば、サラダのドレッシングは、酢を使わず、レモン汁、オリーブ油、ハーブを混ぜて代用するとよいでしょう。

Bad! AB型さんが“太りやすい”嗜好品

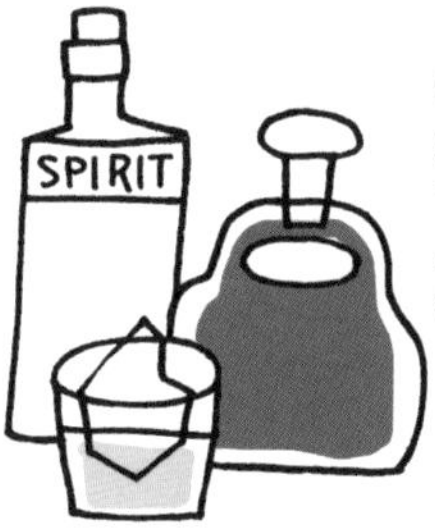

蒸留酒

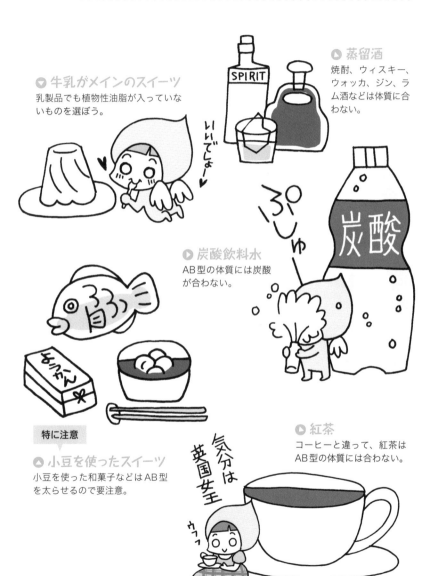

焼酎、ウィスキー、ウォッカ、ジン、ラム酒などは体質に合わない。

牛乳がメインのスイーツ

乳製品でも植物性油脂が入っていないものを選ぼう。

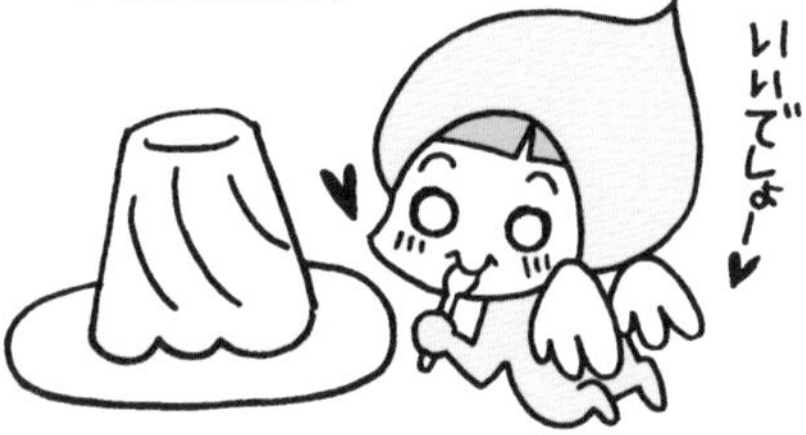
いいでしょ〜

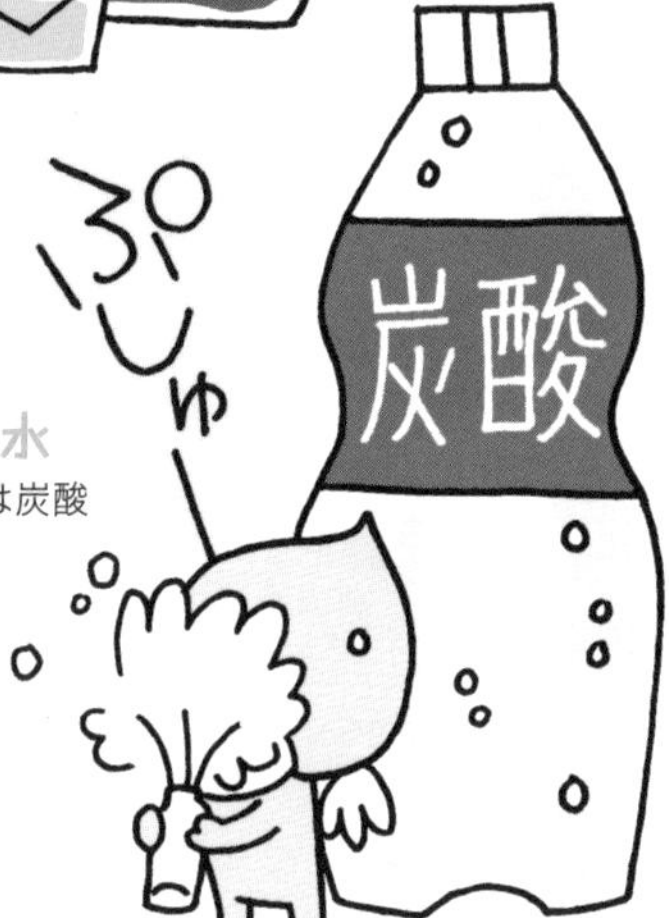
ぷしゅ
炭酸

炭酸飲料水

AB型の体質には炭酸が合わない。

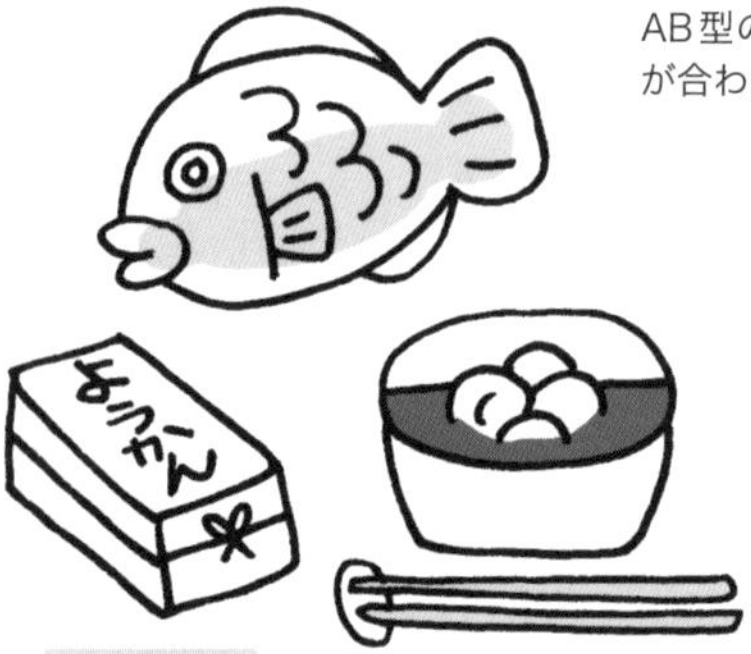

特に注意

小豆を使ったスイーツ

小豆を使った和菓子などはAB型を太らせるので要注意。

紅茶

コーヒーと違って、紅茶はAB型の体質には合わない。

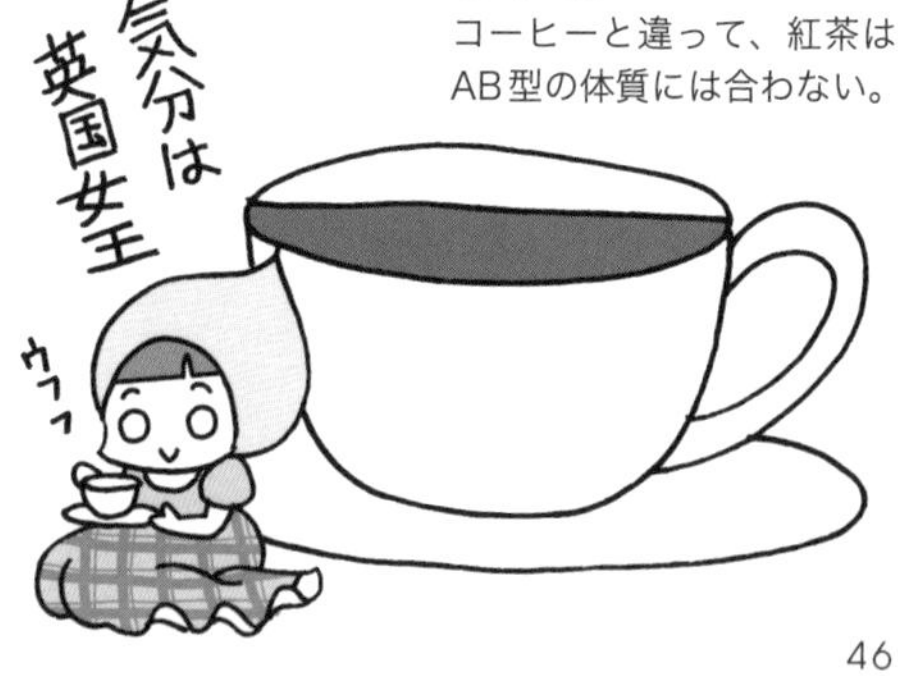
気分は英国女王
ウフフ

Good! AB型さんが“太りにくい”嗜好品

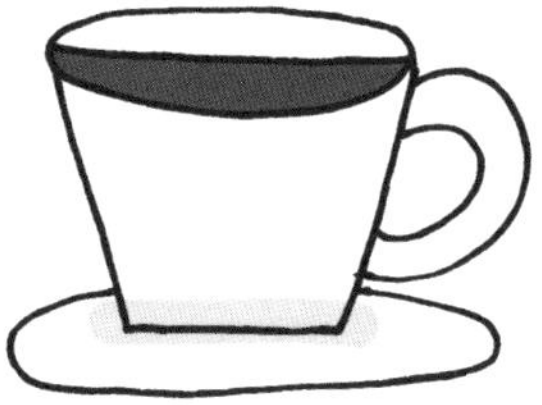

▲ コーヒー
胃酸を増やす働きがあるので、
1日1～2杯飲むとよい。

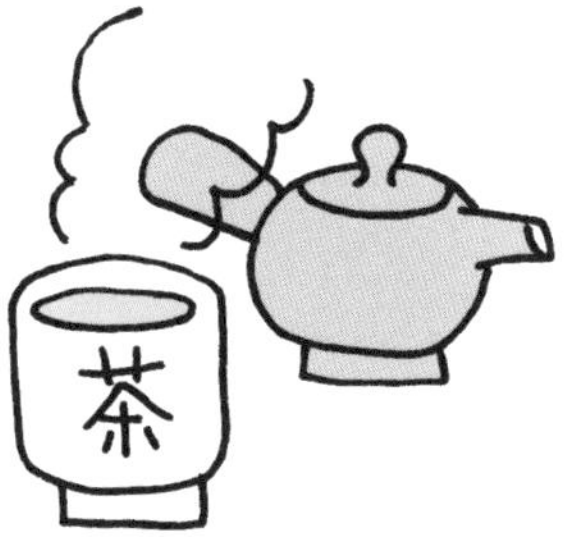

▲ 緑茶
コーヒーと同じく胃酸を増やす働きがある。1日1～2杯飲むとよい。

▼ 赤ワイン
心臓病のリスクを減らす効果あり。毎日グラス1杯程度飲むとよい。

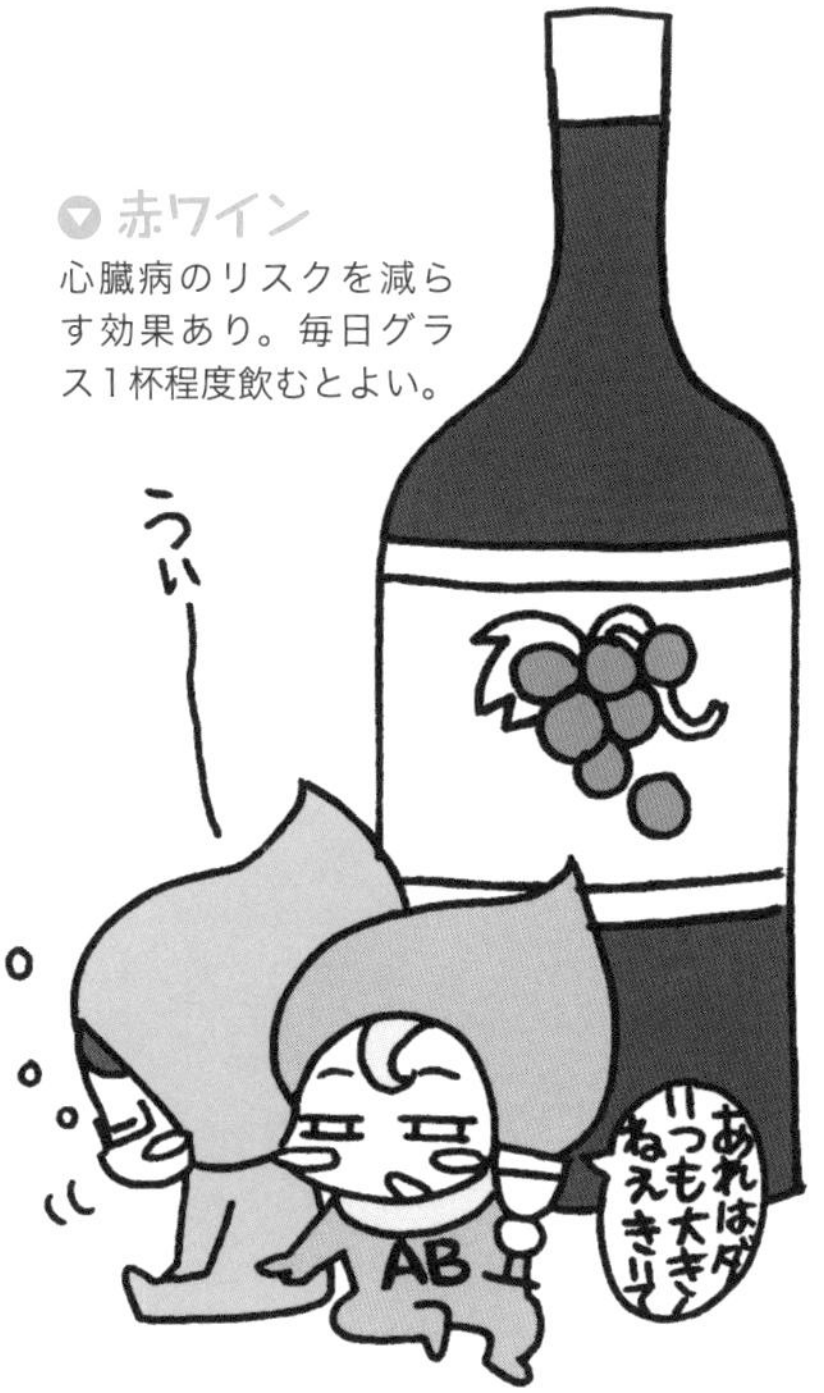
ういー
あれはダいつも大きくねえきりて
AB

コーヒーと緑茶が◎
あんこの和菓子はキケン

AB型には炭酸飲料は合いませんが、コーヒー、緑茶は合っています。コーヒーと緑茶は胃酸を増やす働きがあり、酵素も含んでいます。AB型の人は1日1杯～2杯飲むようにするとよいでしょう。ちなみに、コーヒーと緑茶は交互に飲むのがベストです。

また、赤ワインを毎日グラス1杯程度飲むのも効果的です。これには心臓病にかかるリスクを減らす作用があります。

一方で、AB型が太るもととなるスイーツには気をつけてください。牛乳や小豆を使ったスイーツはなるべく食べる量を減らす努力をしていきましょう。

Column 1 血液型の基礎知識

血液型遺伝の一例

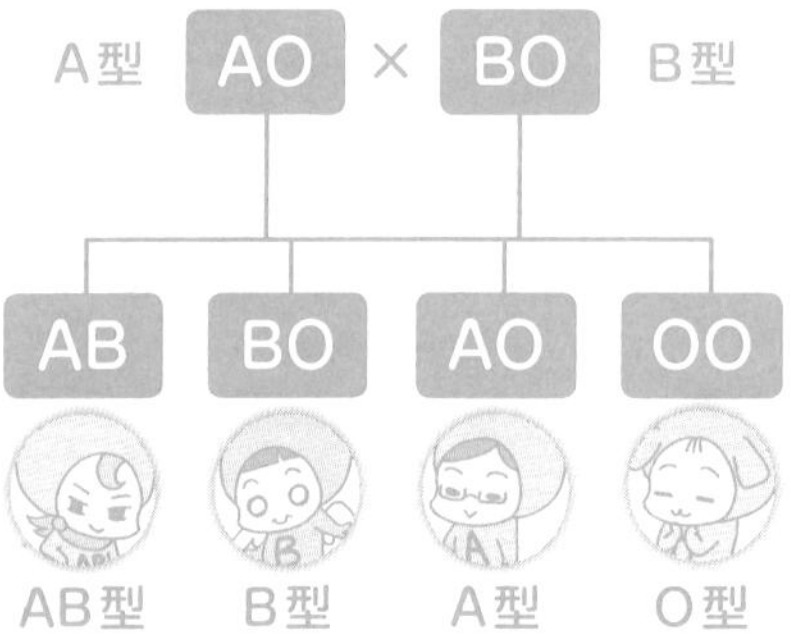
A型
AO
×
BO
B型
AB
BO
AO
OO
AB型
B型
A型
O型

血液型はどうやって決まるの？

自分の血液型は、両親の血液型の組み合わせによって決まります。単純にA型と言っても、AA型とAO型があることを知っていますか？

- AAまたはAO→A型になる
- BBまたはBO→B型になる
- OO→O型になる
- AB→AB型になる

OはA、Bに対して劣性となるため、AO、BOの両親から生まれる子供の血液型はA、B、O、ABすべての可能性があります。逆にOO同士の両親からはO型の子供しか生まれません。

O型はみんなの人気者だけど…？

輸血は同じ血液型で行われるのが前提ですが、緊急時、患者の血液型がわからなければ暫定的にO型の血液を輸血することがあります。A、Bに対して劣性のO型は、すべての血液型にとって輸血しても拒絶反応を起こす危険性がないからです。しかし、O型自身は同じくO型の血液しか受け付けません。

O型はA型にも…

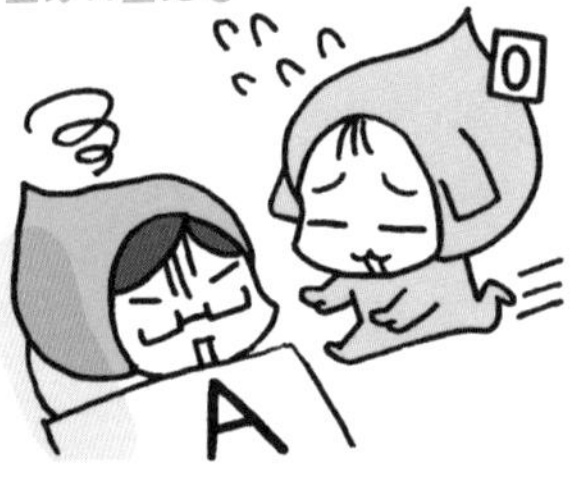
O
A

B、AB型にも頼られるが…

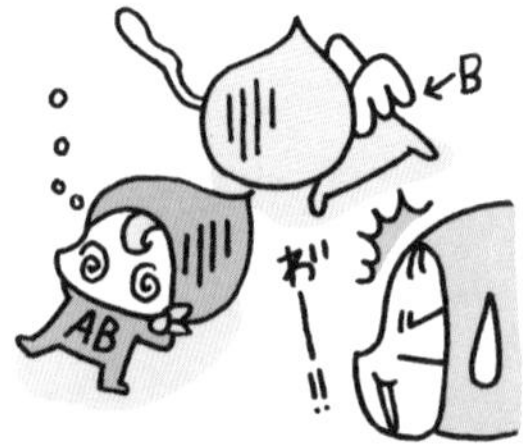
B
AB
おー!!

O型のピンチはO型しか救えない…。

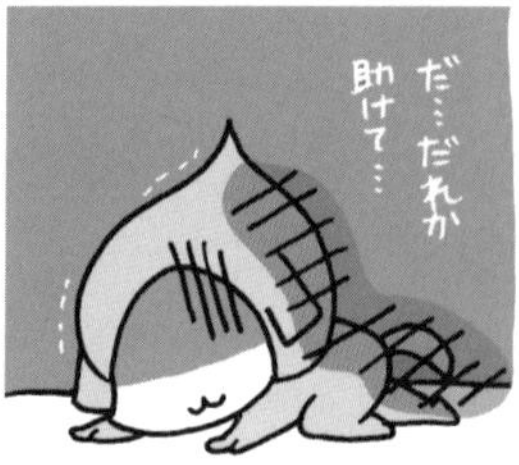
だ…だれか
助けて…

第3章

食事で実践！ AB型さんダイエット

第２章で紹介した「太りにくい食材」を使って、実際にどのようなメニューが自分の血液型に合っているかを紹介します。毎日の生活にぜひ役立ててください。

check!!

AB型さんのダイエット料理をチェック!

瘦せやすい体をつくるための食事のポイントを
押さえれば、よりダイエットが効率的に。
さらに、簡単に挑戦できるダイエットレシピも紹介します。

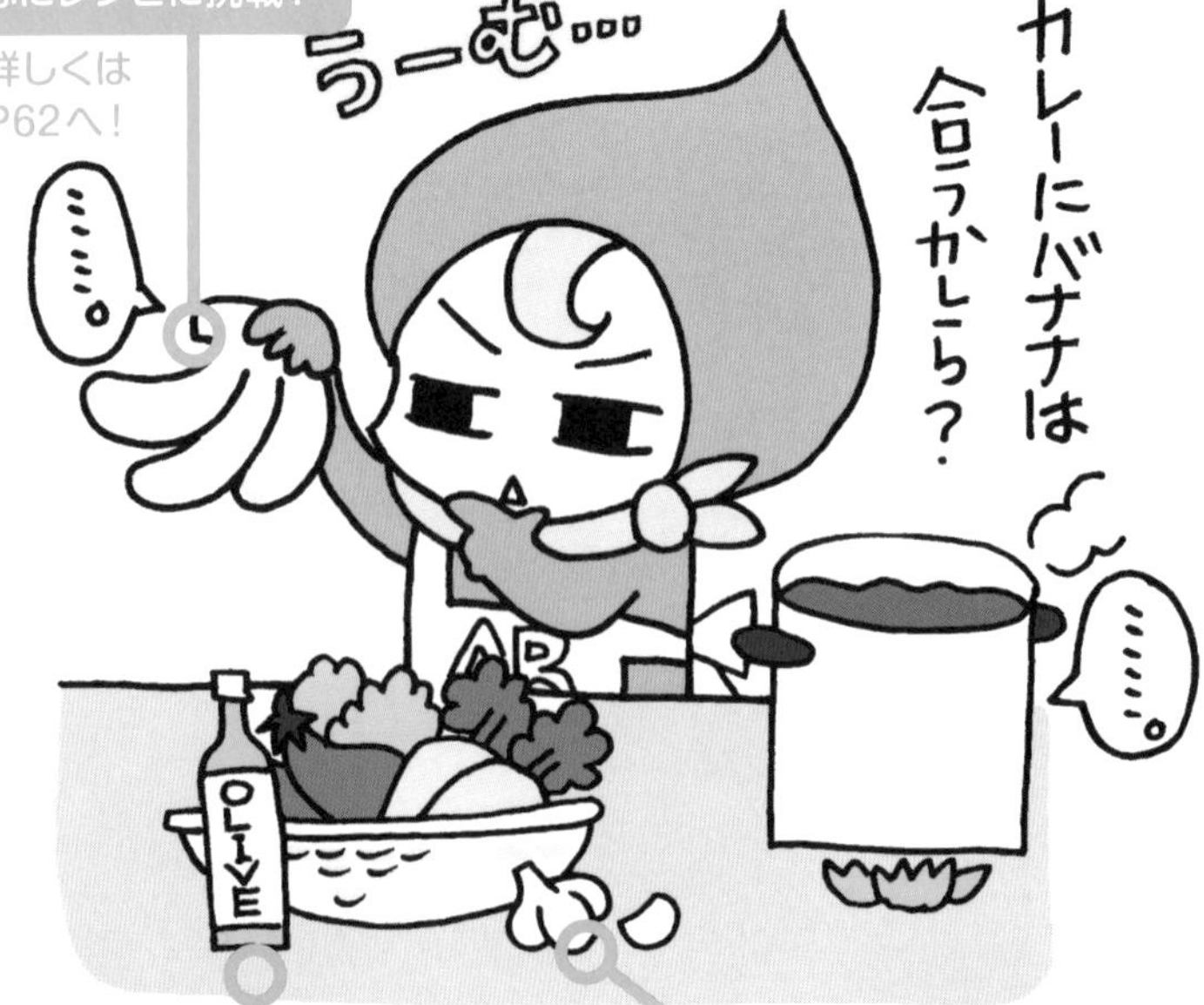

うーむ…
カレーにバナナは合うかしら?
…。
…。
OLIVE
AB

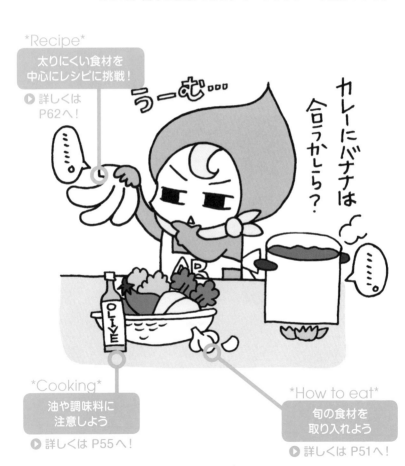

Recipe

太りにくい食材を中心にレシピに挑戦!

▶ 詳しくは P62へ!

Cooking

油や調味料に注意しよう

▶ 詳しくは P55へ!

How to eat

旬の食材を取り入れよう

▶ 詳しくは P51へ!

実践 1

痩せやすい体をつくる食の心得

ただカロリーを減らしても美しい体は手に入りません。まずは押さえておきたい食事の基本的な考え方を紹介します。

旬を意識した食事が基本！

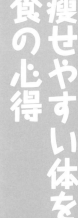

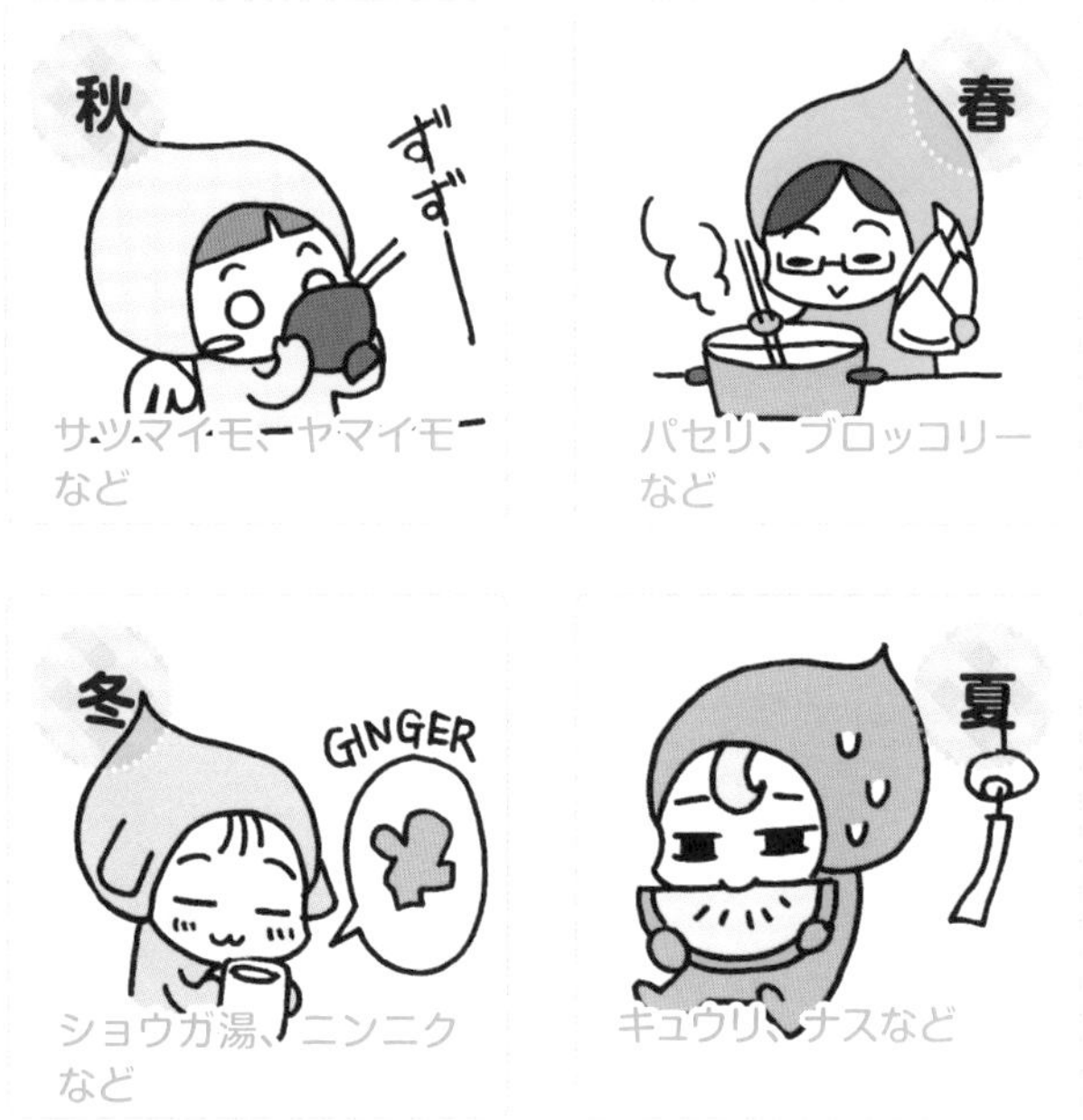

春　パセリ、ブロッコリーなど

秋　サツマイモ、ヤマイモなど

夏　キュウリ、ナスなど

冬　ショウガ湯、ニンニクなど

旬の食材を選んで質の高い食事をしよう

美しく痩せるためには、体のコンディションに合わせて栄養をとることが必要です。そのために大切なのが季節を意識した食事。本来自然とともにあるはずの私たちが旬のものをその時期に合わせた調理法で食べることとは、食生活の基本なのです。

血液型に合った食材を中心に、春は食材をやわらかく煮て食べ、夏は水分の多い消化のよい野菜を選ぶこと。秋になったら生野菜は控え、冬には根菜など体が温まる食材を食べましょう。

栄養の吸収を高める野菜の食べ方

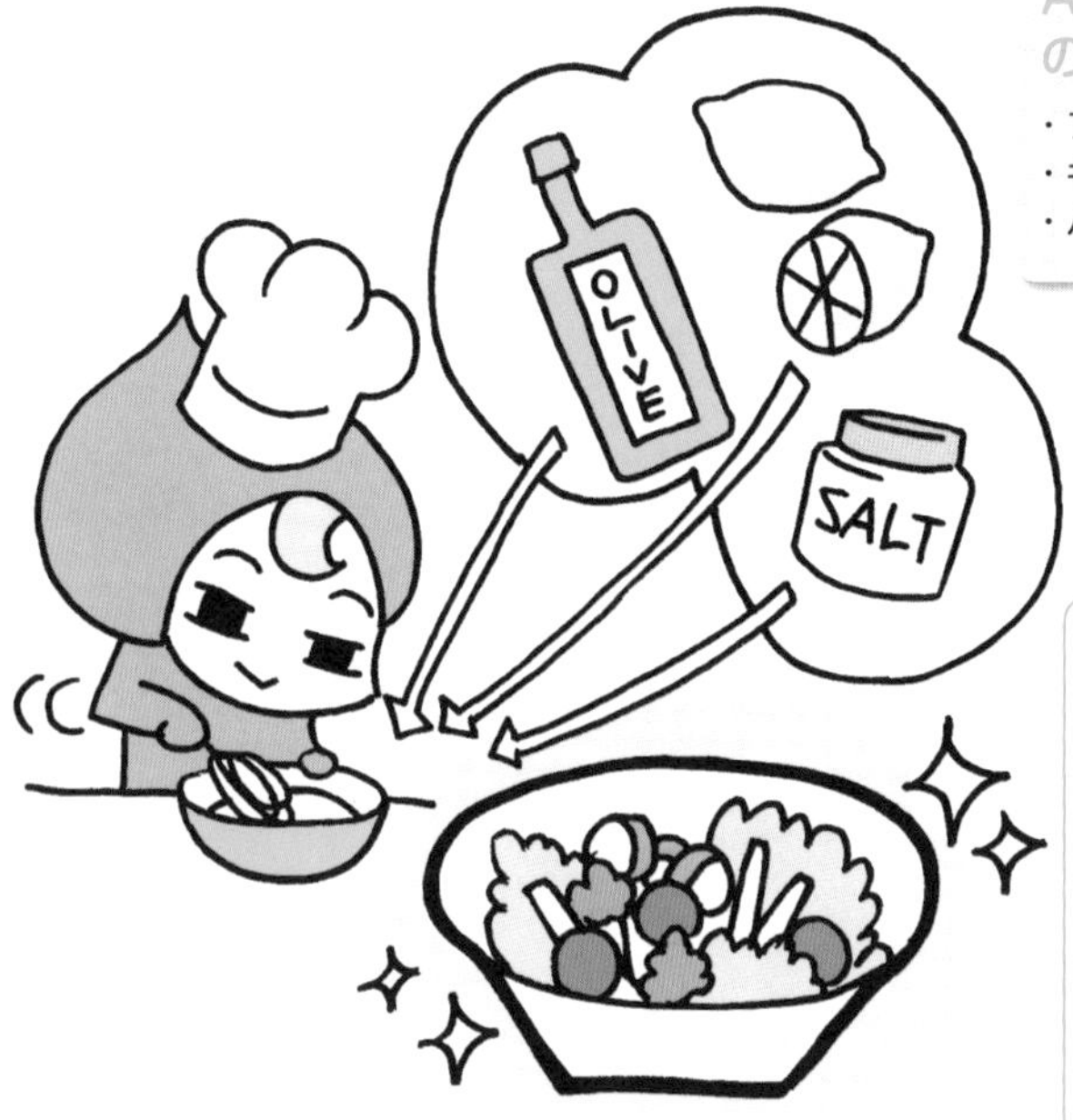

AB型におすすめの野菜サラダ

・ブロッコリー
・キュウリ
・パセリ

オリーブオイルドレッシングのつくり方

エキストラバージンオリーブオイル大さじ3、レモン汁大さじ3、天然塩少々を密閉容器に入れてよくふる。少し白くなればでき上がり。好みでビネガーやしょうゆ、コショウ、パセリ、バジルなどを加えてもOK。

ノンオイルよりも少量のオリーブ油を

生野菜を食べればヘルシーで、ドレッシングはノンオイルがよいと思っている人がいますが、野菜の栄養素を体の中に十分取り込むためには、油分が必要です。冬場には体を冷やすので控えたほうがよいと言われる生野菜も、油分と一緒にとると体の冷えを予防できるのです。

ただし、市販のドレッシングは油がよくない可能性もあるので、オリーブ油で自家製ドレッシングを作るとよいでしょう。オリーブ油はどの血液型にもおすすめできる油です。

また、自分の血液型に合う野菜を原材料とした、野菜ジュースを飲むのも効果的です。

毒にあたらないための肉の食べ方

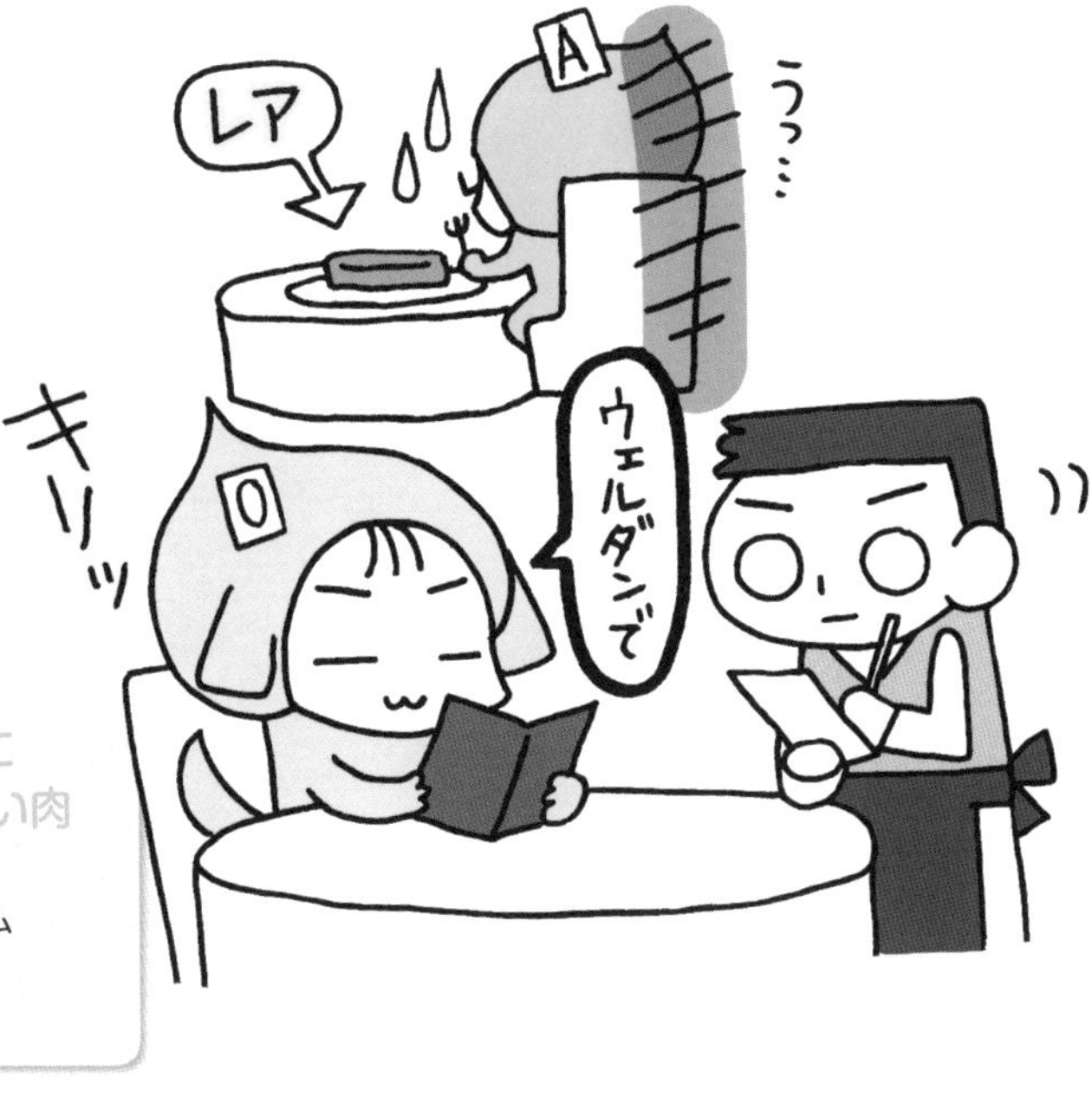

AB型が特に気をつけたい肉

・鶏肉
・ベーコン・ハム
・牛肉
・豚肉

焼き加減はミディアムよりもウェルダンで

人間の体は「弱アルカリ性」を保つのがよいと言われています。血液型にかかわらず、健康な体をつくるうえで大切なのは、「酸性」の肉と「アルカリ性」の野菜を、どちらか一方に偏り過ぎることなく、バランスよく食べることです。

ステーキなどは一般的にレアやミディアムが美味しいと感じやすいですが、肉は病原体をもっている可能性もあり、その肉が自分の血液型に合わない場合、火の通りが足りないと毒の影響が出やすくなります。また、パセリなどが肉の毒を消し、消化吸収を助ける働きがあるので併せて食べるとよいでしょう。

甘いもの、お酒との付き合い方

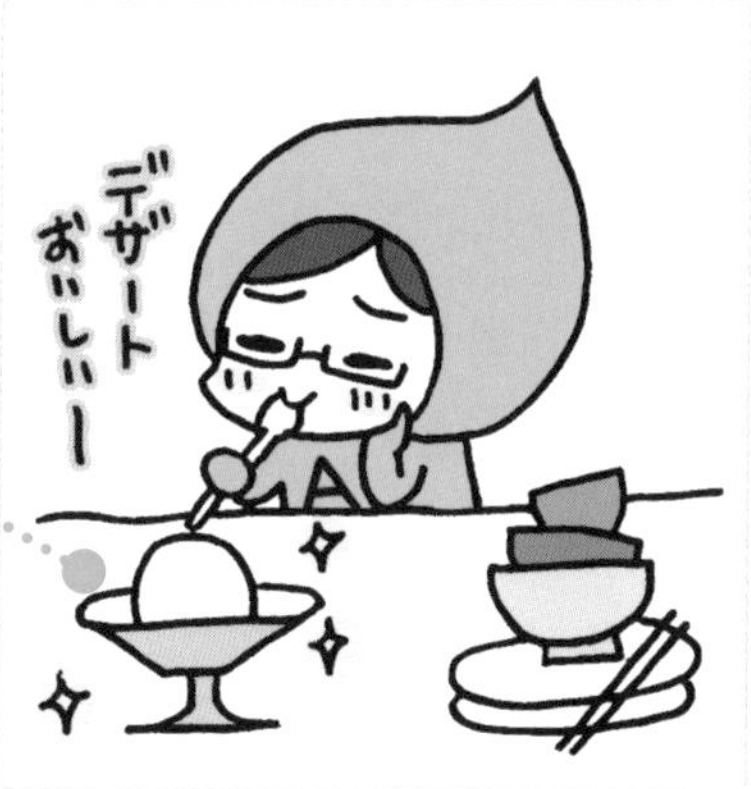

甘いものは必ず食後に

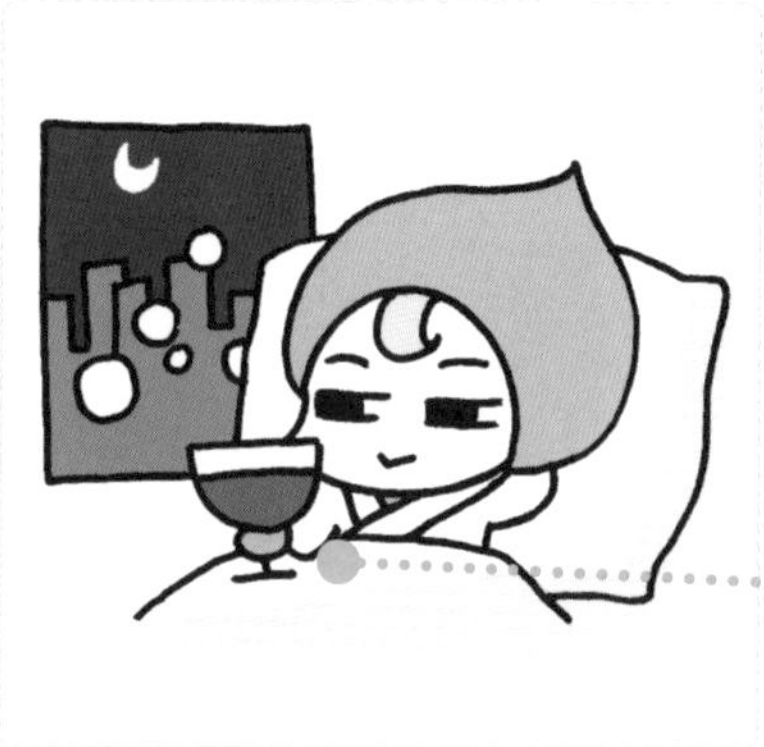

寝付けないときは
1杯のワインを

急激な血糖値の上昇が悪循環を招く

ダイエットの敵は甘いものです。甘いものを食べると血糖値が上がって一時的に疲れが取れたように感じますが、急激に上がった血糖値は急降下するので、さらに甘いものが食べたくなる悪循環に陥ります。これを避けるために、甘いものは必ず食後に食べるようにしてください。

また、夜更かしせずに睡眠を充分とることで、体脂肪の減少を促進することができるので、ダイエットの際には早寝を心がけ、就寝2時間前には食事を済ませておくのが理想的です。なお、なかなか寝付けない人は、就寝前にワインをグラス1杯飲むのもよいでしょう。

実践

2

AB型さんのダイエット料理のポイント

血液型ごとに合う調理方法にも違いがあります。合う食材と組み合わせて取り入れればさらに効果アップ！

Q AB型さんのダイエット料理は？

▶油と調味料に注意しバランスを見ながら行おう A

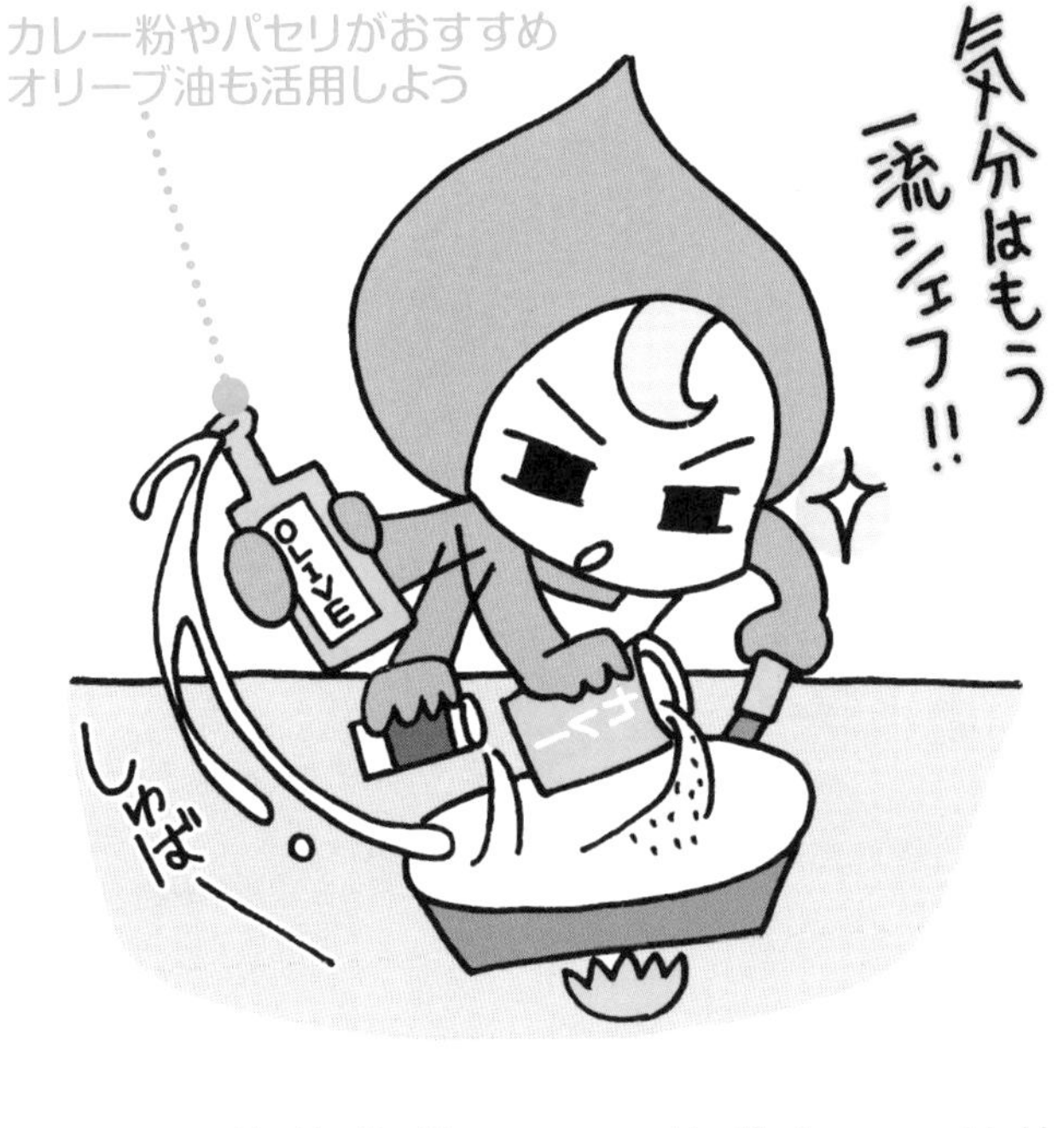
カレー粉やパセリがおすすめ
オリーブ油も活用しよう
気分はもう一流シェフ!!
OLIVE
しゅばー

体に合うか確かめつつ納得のレシピでダイエット

AB型の人は、食材が体に合うかどうか判断しつつ自分なりにダイエットレシピに挑戦してください。ただし、合わないものでもある程度は口にしてバランスをとるよう心がけてください。

また、調理の際は、使う油や調味料にも気をつけましょう。炒め物の油にはゴマ油やコーン油ではなく新鮮なオリーブ油を使ってください。調味料はカレー粉やパセリがおすすめです。酢やケチャップ、ソースは使い過ぎないよう注意してください。

AB型さんのベストな"朝食"の一例

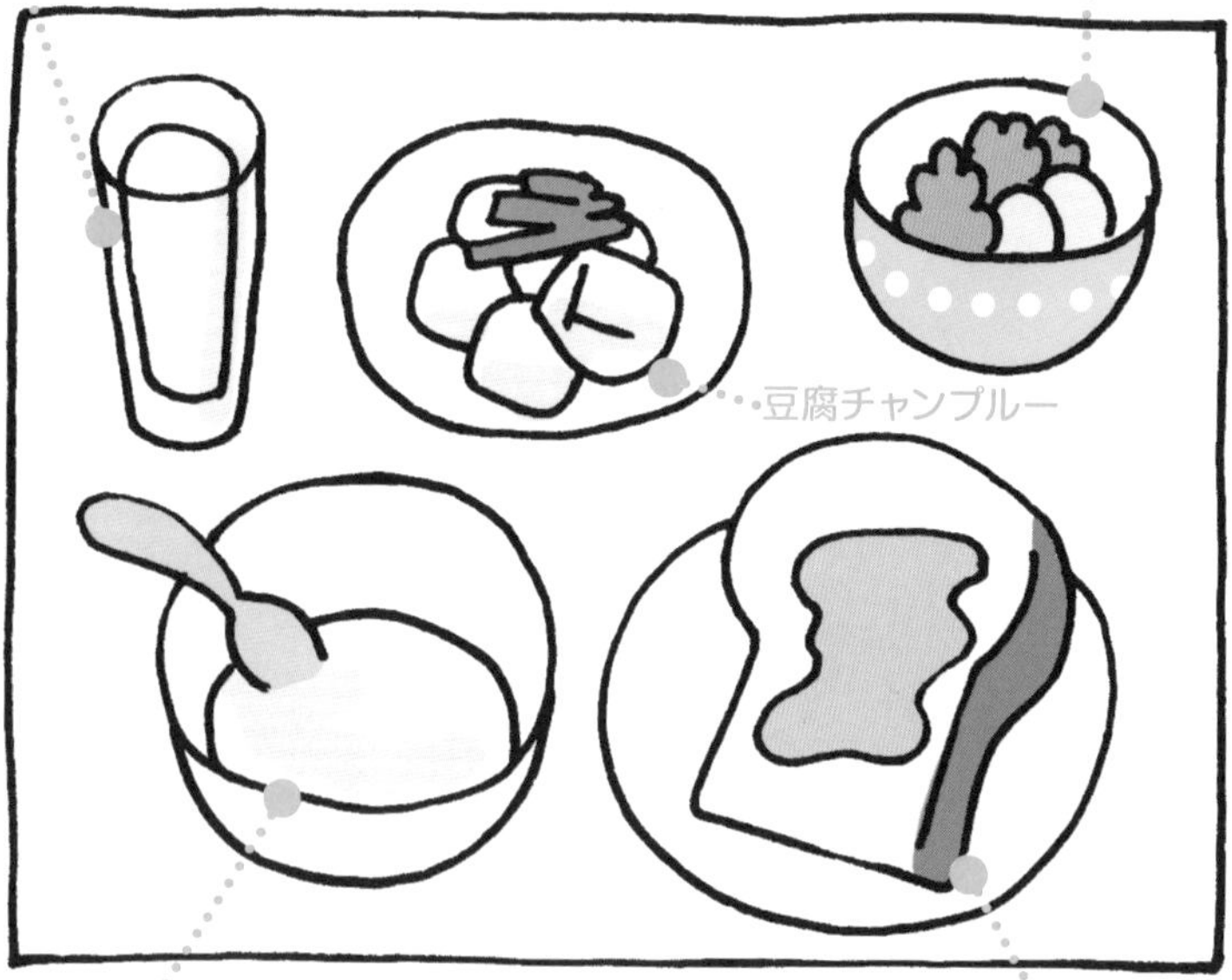
グレープフルーツジュース
ブロッコリーサラダ
豆腐チャンプルー
豆乳スープ
パン+ピーナッツバター

さまざまなメニューをバランスよく組み立てて

AB型は、朝にタンパク質を中心にしっかり食事をとって、夜の食事はあまり豪華にしないようにするのがポイントです。AB型に合った食材を上手に食べるようにしましょう。

例えば、白米の代わりに玄米を、牛乳の代わりに豆乳をとるのも効果的です。パンにはAB型の体によいピーナッツバターを塗るのもよいでしょう。

また、魚も煮付けやソテーなどにして、体に合うものを積極的に食べてください。デザートにフルーツを食べるのも○。さらに、AB型の体に合うサワークリームなども取り入れると、ダイエットに効果的です。

AB型さんのベストな“昼食”の一例

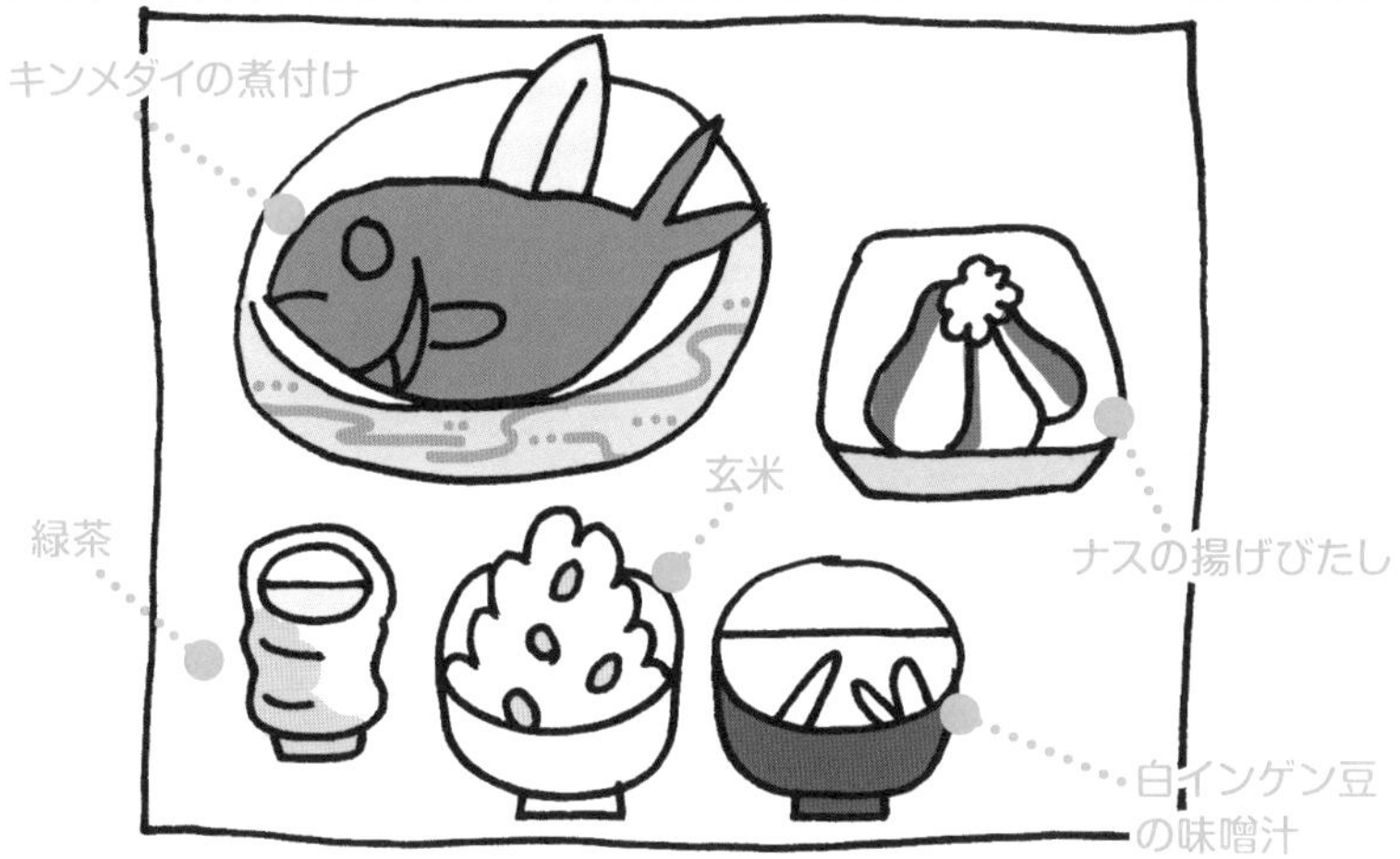
キンメダイの煮付け
ナスの揚げびたし
玄米
緑茶
白インゲン豆
の味噌汁

AB型さんのベストな“夕食”の一例

マグロのソテー
サワークリーム添え
緑茶
セロリのサラダ
ブドウ
ごはん
豆腐の味噌汁

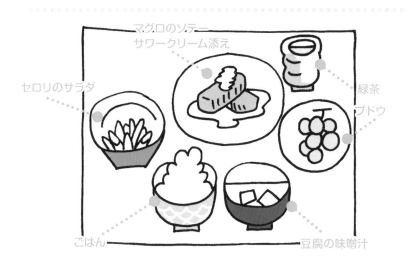

AB型さんの太りにくいおやつ

ダイエット中はおやつなんて厳禁と思いがちですが、「血液型ダイエット」では間食OK！　上手な取り入れ方を紹介します。

Q AB型さんの間食は？

A 量を考えながら小分けに食べる

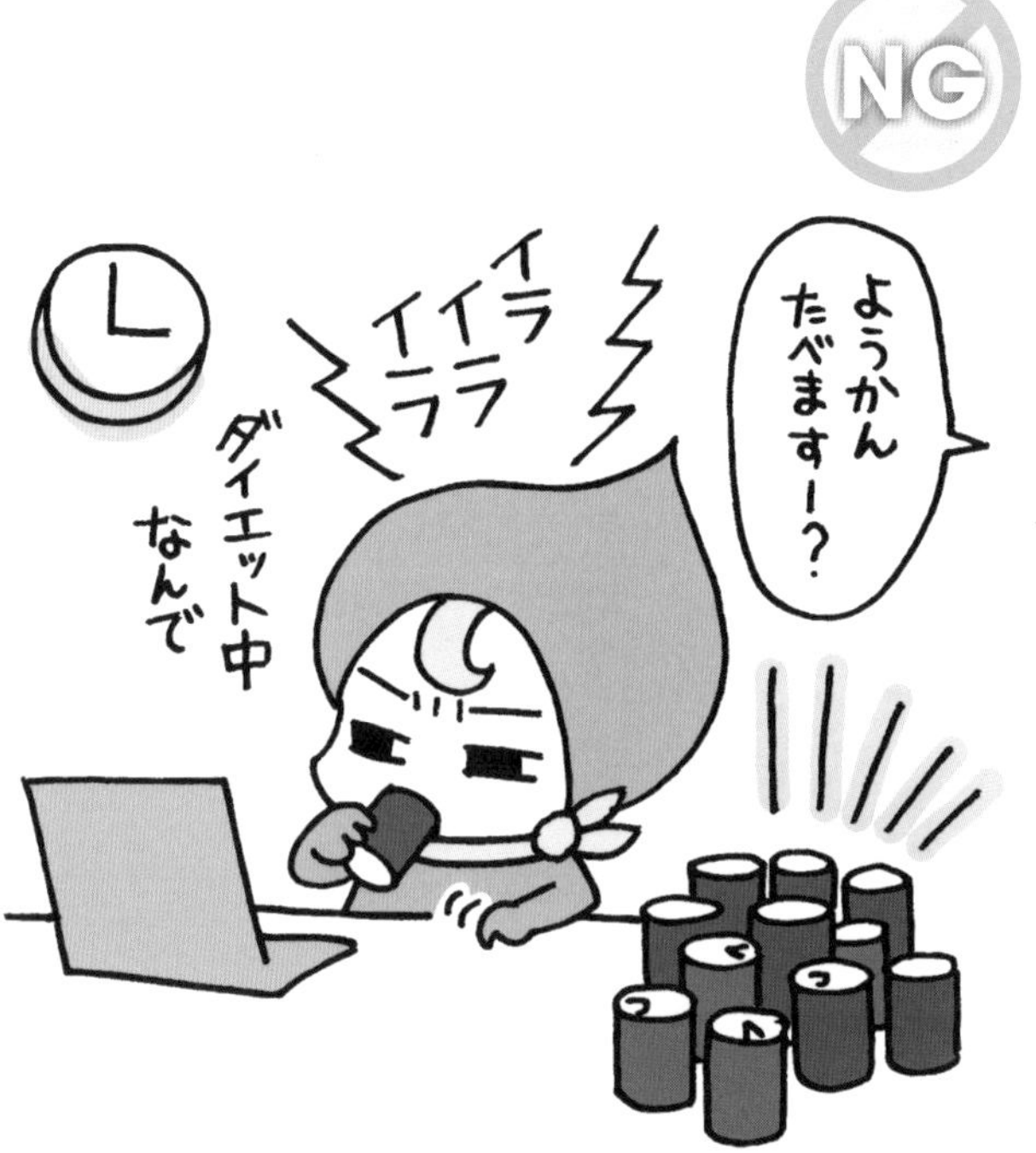
NG
イライラ
イライラ
ダイエット中なんで
ようかんたべますー？

上手に間食をとって太りにくい体をつくろう

AB型の人には、一度の食事でたくさんの量を食べるのではなく、上手に間食をとりながら食べる回数を増やすことをおすすめします。間食としてフルーツを食べるのもよいでしょう。

ただし、おやつに太りやすい食材を使ったスイーツを食べるのは控えるようにしてください。例えば、AB型の人は小豆を食べると太りやすくなる傾向があります。小豆と砂糖がたっぷり含まれている和菓子などは、なるべく避けるようにしましょう。

積極的にとりたいおやつ

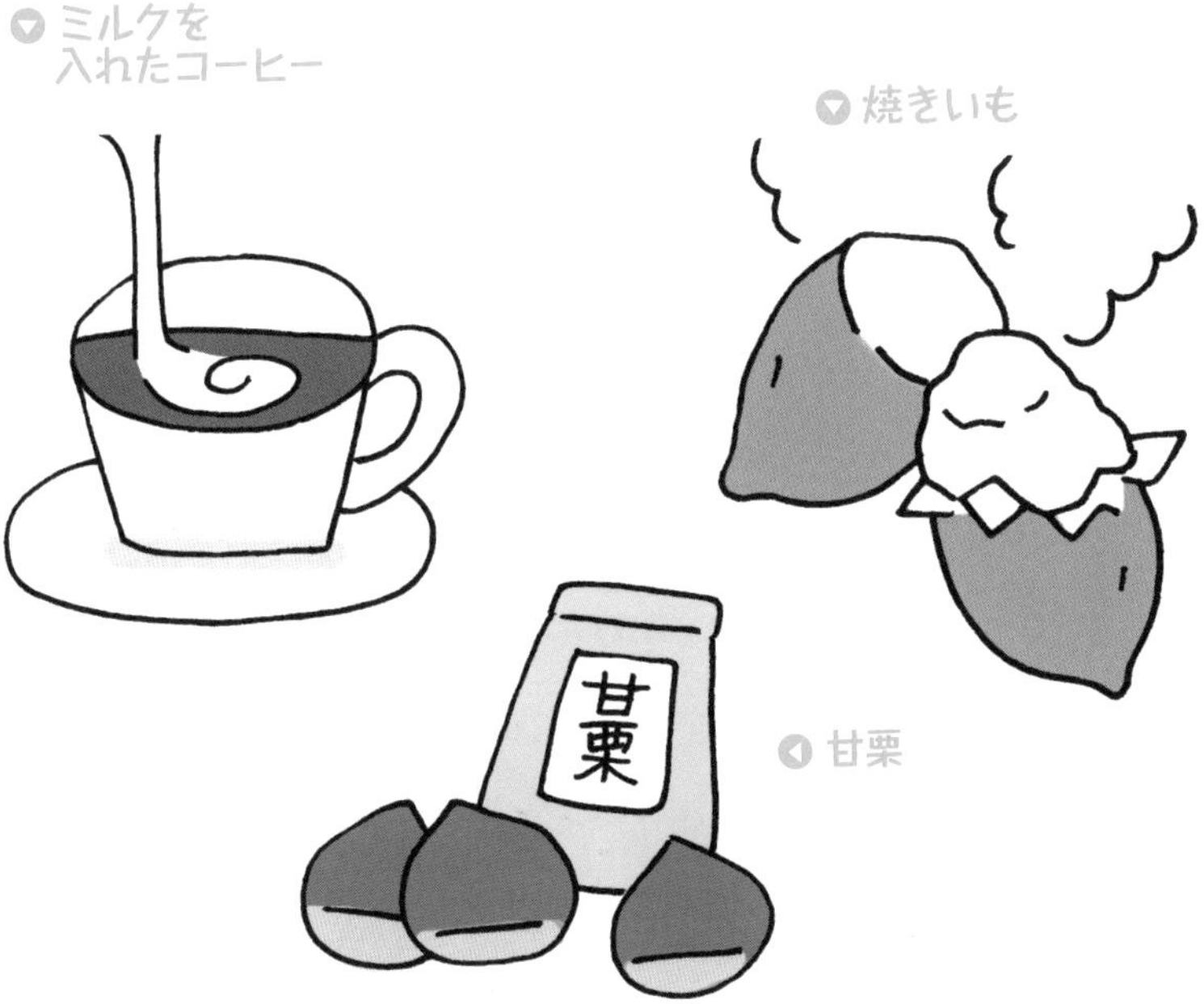

おすすめの組み合わせ一覧

おやつ		飲み物
焼きいも	と	緑茶
フルーツグラノーラ	と	コーヒー
パイナップル入りヨーグルト	と	コーヒー
甘栗	と	緑茶

実践
4
AB型さんの太りにくい外食

「ダイエット中は外食なんて!」と思いがちですが、「血液型ダイエット」では外食もOK。上手な付き合い方とは?

Q AB型さんの外食ポイントは?

A ▶メニューを選べば外食も問題なし!

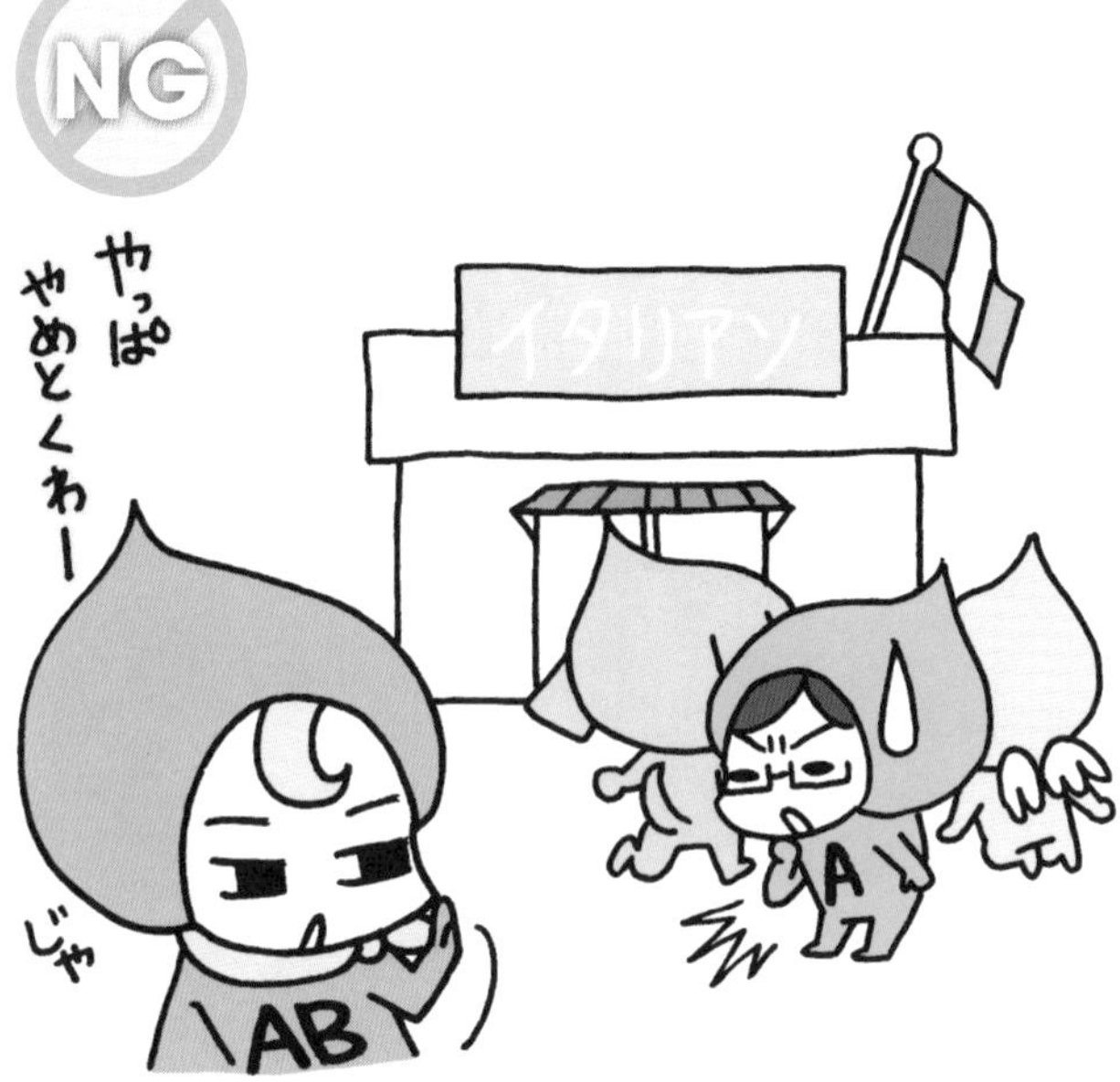

外食でも考え方は同じ 体にいい食材を選ぼう

外食の場合は、なかなか思い通りに食材を選べないということもあるでしょう。でも、神経質になる必要はありません。このダイエット法は、1日できなければもうそれで失敗というものではありません。1日くらい体に悪いものを食べてしまっても、その後何日か体によいものを中心に食べればよいのです。体に合わないものを一切排除しようとするのではなく、バランスをとりながら、よりよいメニューを選びましょう。

迷ったらこれを選ぼう！

イタリアン

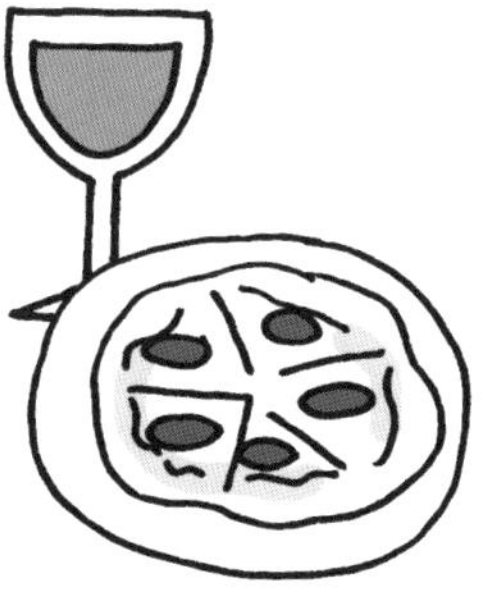

ピザと赤ワイン

乳製品、ニンニクが合うのでイタリアンもOK。小麦粉類は控えめに。

ハンバーガーショップ

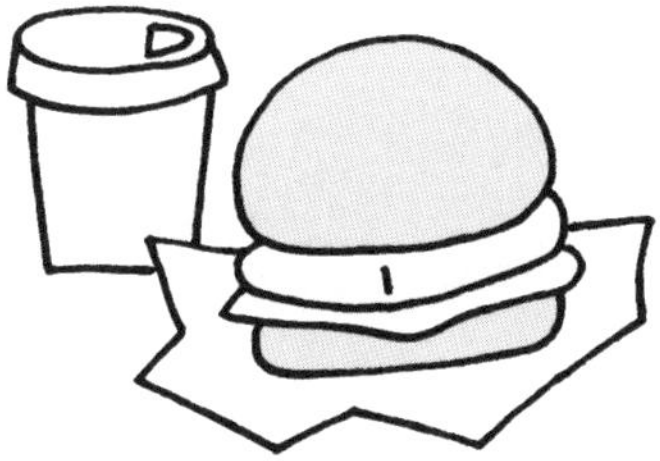

フィッシュバーガーとホットコーヒー

牛・豚・鶏肉は合わないため肉を使ったバーガーはNG。魚のバーガーにコーヒーをチョイス。

居酒屋

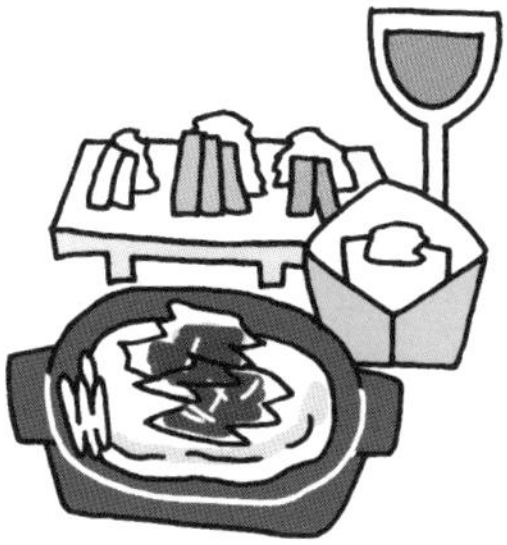

お好み焼き、冷や奴、刺身盛り合わせと赤ワイン

タンパク源は魚類や大豆類が特におすすめ。ワインは赤ワインを。

中華料理

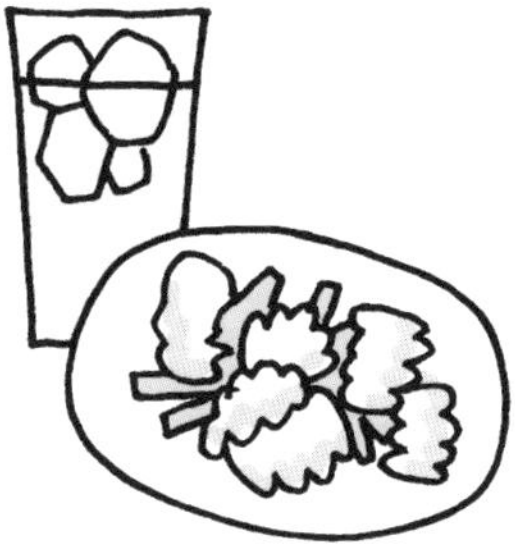

イカとセロリの中華炒めと緑茶ハイ

肉・魚は種類を選ぶ。焼酎は合うわけではないので少量を緑茶で割って。

血液型ごとに体にいい食材を使ったダイエットレシピを紹介！ 簡単にできるものばかりなので、ぜひ挑戦してみましょう。

お肉が食べたいときはコレ！

ラムのマスタードマヨネーズ焼き

AB型がOKのラム。ラムの臭みはマヨネーズとマスタードで取れるので、苦手な人でも大丈夫！

AB型に合う食材はコレ！

- ラム
- マヨネーズ
- パセリ

170 Kcal/1人分

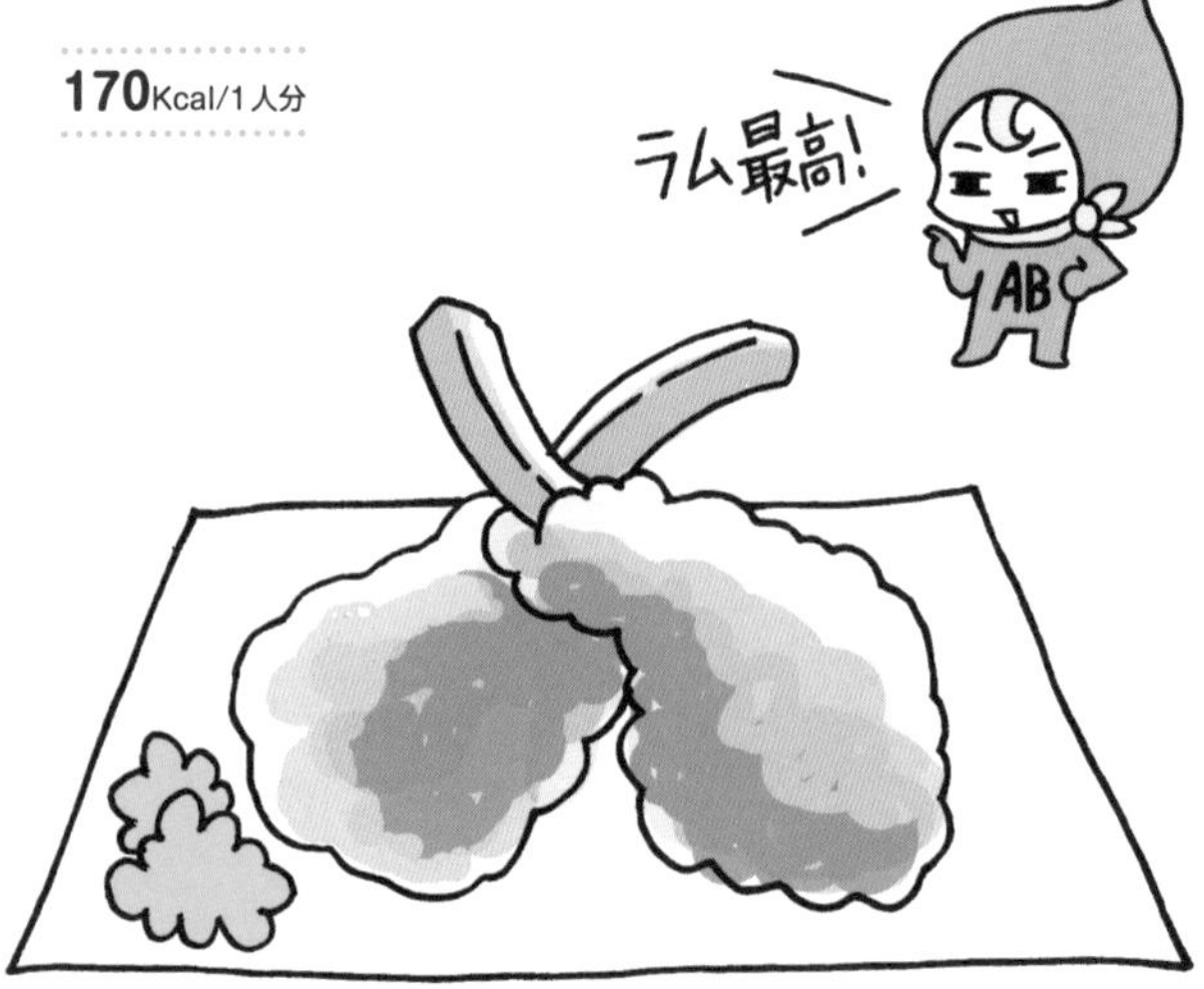

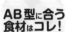

材料（2人分）

ラム…4本
白ワイン…大さじ1
ニンニク…1片
マヨネーズ…大さじ1
マスタード…小さじ1/2
オリーブオイル…大さじ1
塩・コショウ…少々
パン粉…大さじ2
パセリ…少々

作り方

1. ラムは塩・コショウをふっておく。
2. マヨネーズとマスタードを混ぜ、❶のラムの両面に塗り、パン粉とパセリをまぶす。
3. フライパンにオリーブオイルを入れ、潰したニンニクを加えて弱火にし、オイルにニンニクの香りが移ったら❶を焼く。
4. ラムは両面こげ目がつくまで焼き、白ワインを入れてふたをし、蒸し焼きにする。
5. 焼き上がったらお皿に盛りつける。

スパイシーな味がやみつきに

タラのカレー風味

肉は食べられるけど苦手なAB型には肉よりも魚！　どんな味付けにも相性バツグンのタラをカレー味に。

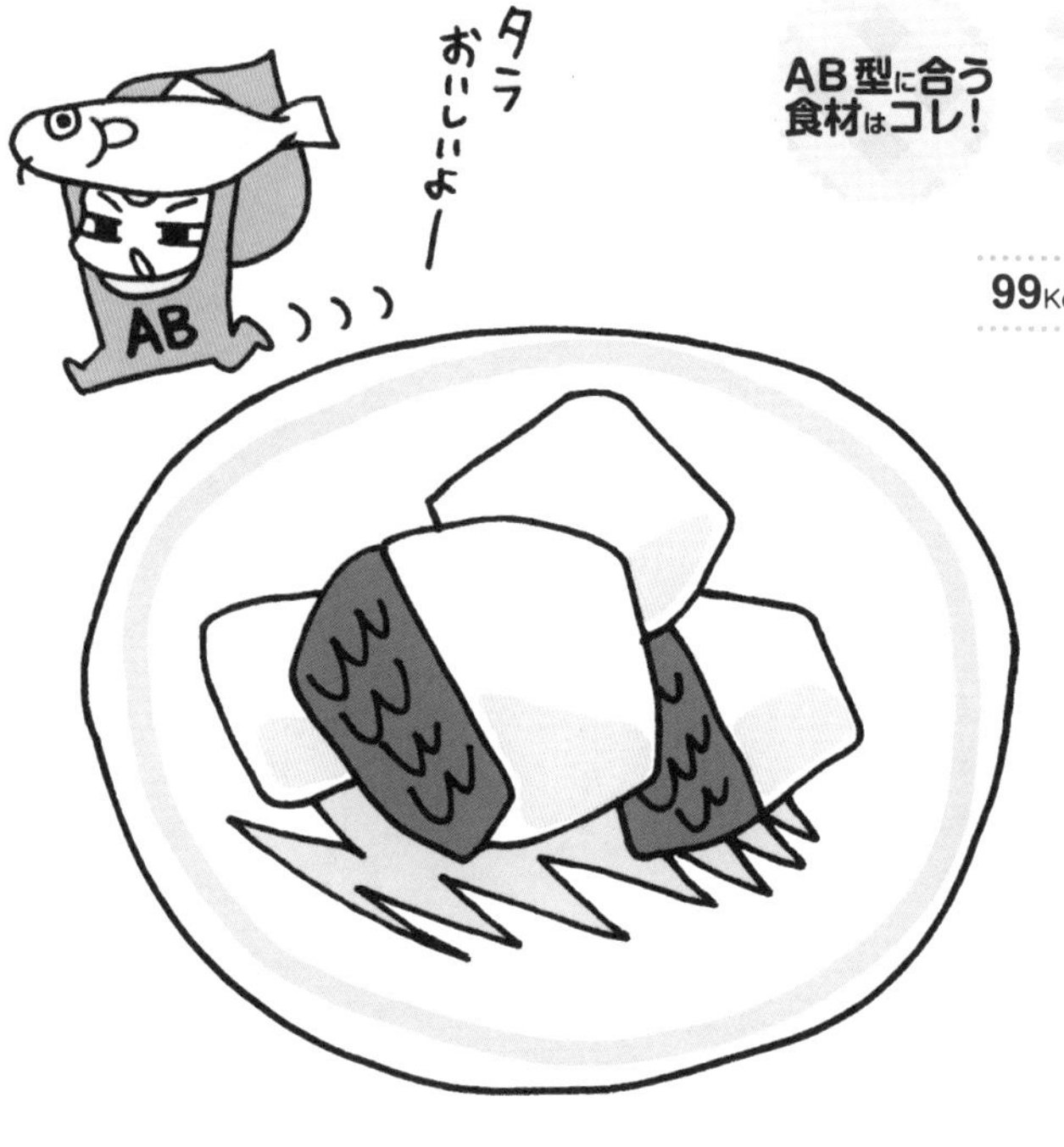

AB型に合う食材はコレ！

- タラ
- キュウリ
- ニンニク
- カレー粉

99Kcal/1人分

材料（2人分）

タラ…切り身2枚
ニンニク…1かけ
キュウリ…1/2本
漬け汁
- カレー粉…小さじ1
- 砂糖…小さじ1
- オリーブオイル…小さじ1
- 塩・コショウ…少々

作り方

1. タラはぶつ切りにする。
2. 漬け汁の材料をボウルに入れて混ぜ、❶のタラを入れ1時間ほど漬ける。
3. フライパンにオリーブオイル（分量外）、みじん切りにしたニンニクを入れて香りを出し❷のタラを焼く。水分が出てきたらキッチンペーパーで吸い取る。
4. キュウリを千切りにして皿に盛っておく。
5. ❸のタラに焼き目がついたら❹のキュウリの上に盛りつける。

豆腐でお腹いっぱい

あったか豆腐サラダ

AB型と相性ピッタリの豆腐を使ったサラダ。カロリーを下げたいときは焼かずに水切りだけでどうぞ。

AB型に合う食材はコレ!

- 豆腐
- セロリ
- マヨネーズ
- マスタード

176 Kcal/1人分

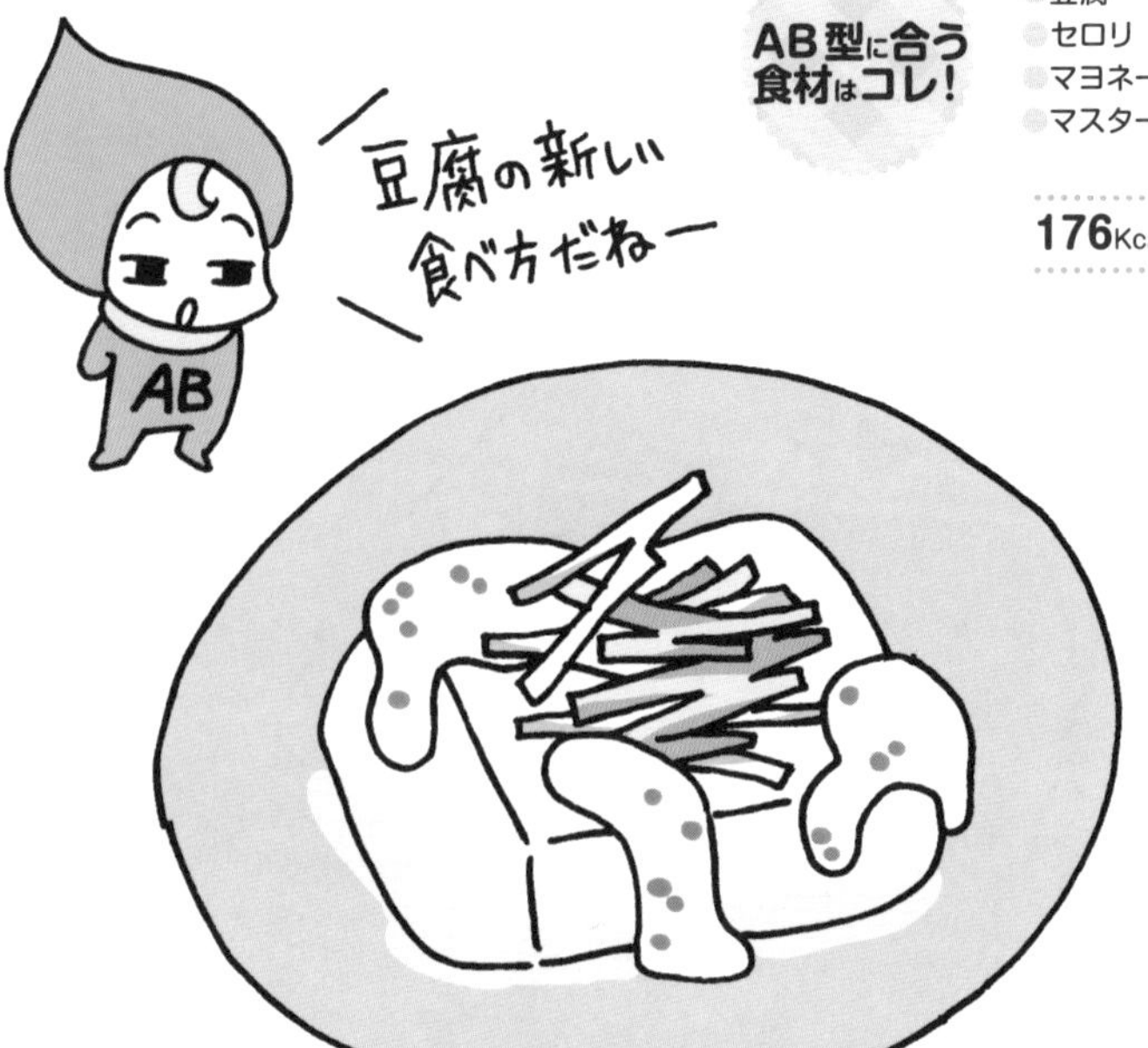

豆腐の新しい食べ方だねー
AB

材料(2人分)

豆腐…1丁
セロリ…5cm
キュウリ…1/2本
ニンジン…1/2本
オリーブオイル…小さじ1
片栗粉…大さじ1
調味料
- マヨネーズ…小さじ1
- 粒マスタード…小さじ1

作り方

1. 豆腐は電子レンジで1分30秒ほど加熱して水切りをし、6等分に切り片栗粉をまぶす。
2. セロリ、キュウリ、ニンジンは千切りにしておく。
3. フライパンにオリーブオイルを引き、1の豆腐を焼き色がつくまで焼く。
4. 皿に3、千切りにした野菜を盛り、合わせておいた調味料をかける。

相性ばっちり食材をサンドイッチに
まきまきサンド

AB型がOKな野菜やフルーツを玄米パンで巻き巻き。果実はキウイやグレープフルーツでもOK！　パーティ料理にもおすすめ！

AB型に合う食材はコレ！
- パン
- キュウリ
- マヨネーズ

479 Kcal/1人分

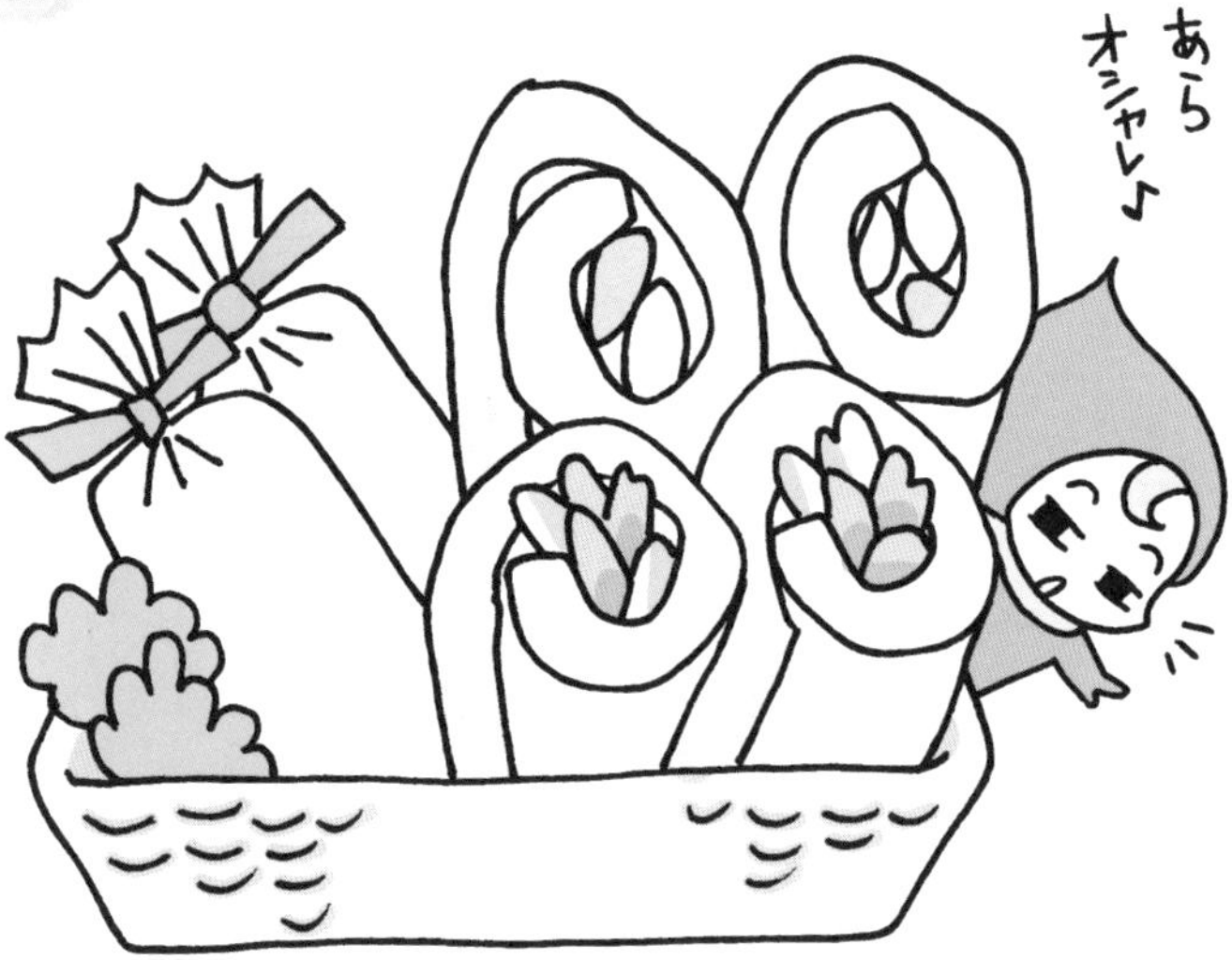

材料（2人分）

パン（サンドイッチ用）…12枚
卵…1個
タマネギ（みじん切り）…大さじ1
パセリ（みじん切り）…小さじ1
ツナ…1缶
キュウリ…1/2本
イチジク…1個
クリームチーズ…20g
マヨネーズ…大さじ4

作り方

1. 卵は水からゆでて殻をむき、みじん切りにする。
2. ❶にタマネギを半量とパセリと、マヨネーズ大さじ2を加える。キュウリは薄く輪切りにしておく。
3. ツナは油を切り残りのタマネギとマヨネーズ大さじ2を加えて混ぜておく。
4. イチジクとクリームチーズはスライスしておく。
5. まな板にラップを敷きその上にパンをのせ、❶・❷・❸の具をのせて、くるくると巻きラップの端をリボンなどで結ぶ。

ちょっぴり大人の味のデザート

イチジクのワイン煮

AB型OKのワインを使ったデザート。お酒が苦手な人はワインの量を減らして、水を増やしてみて！

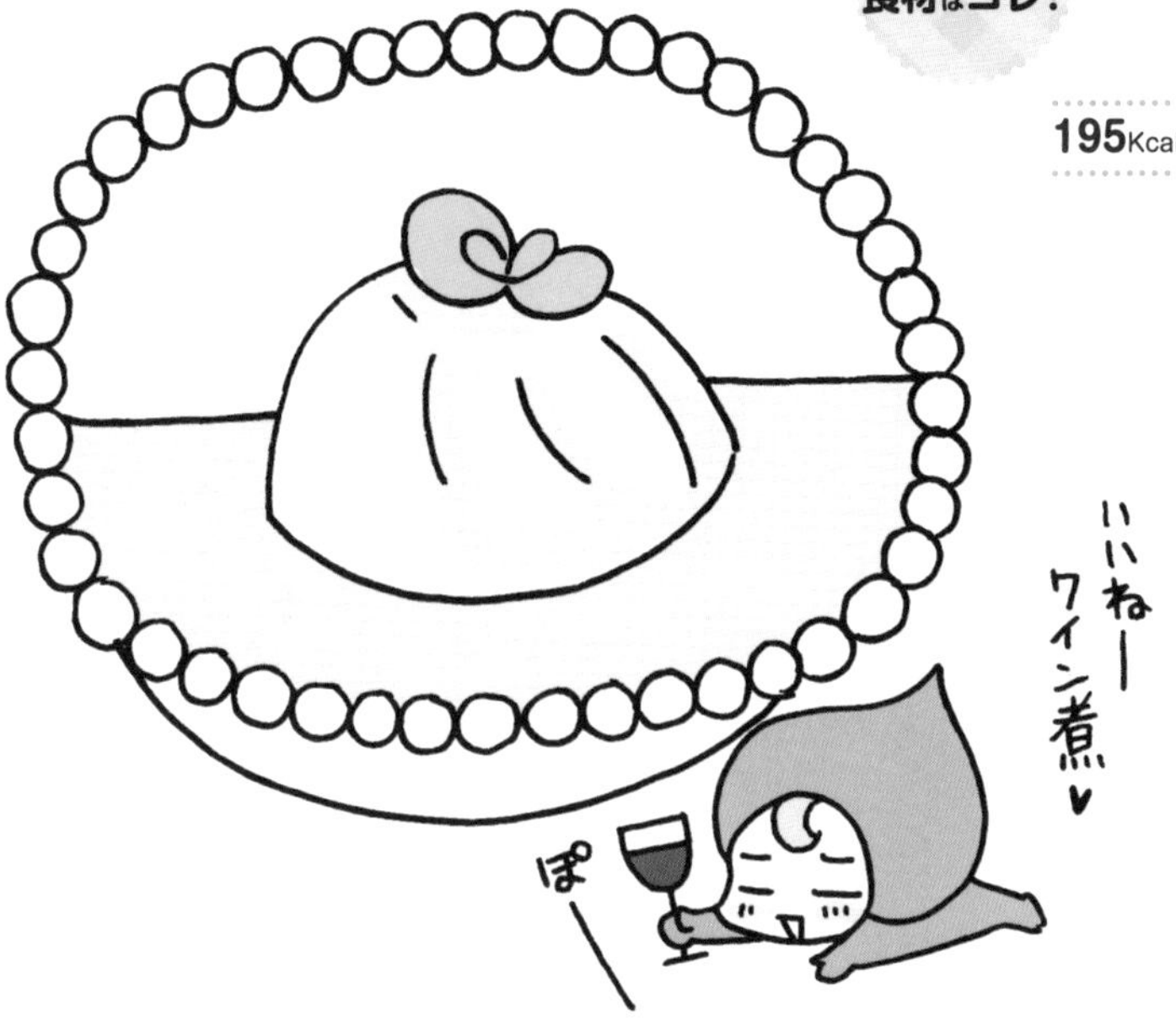

AB型に合う食材はコレ！

- イチジク

195 Kcal/1人分

材料（2人分）

イチジク…4個
白ワイン…100cc
水…200cc
砂糖…70g
レモン汁…大さじ1
ミント…適量

作り方

❶ イチジクは皮をむく。
❷ 鍋に白ワイン、水、砂糖、レモン汁を入れて煮る。
❸ ❷に❶を加え、落しフタをして10分ほど煮る。
❹ 器に盛りミントを飾る。

さっぱりとした箸休めに

グレープフルーツのマリネ

酢が苦手のAB型。マリネはAB型の消化を助けるグレープフルーツで。ダイコンをカブに変えてもおいしい！

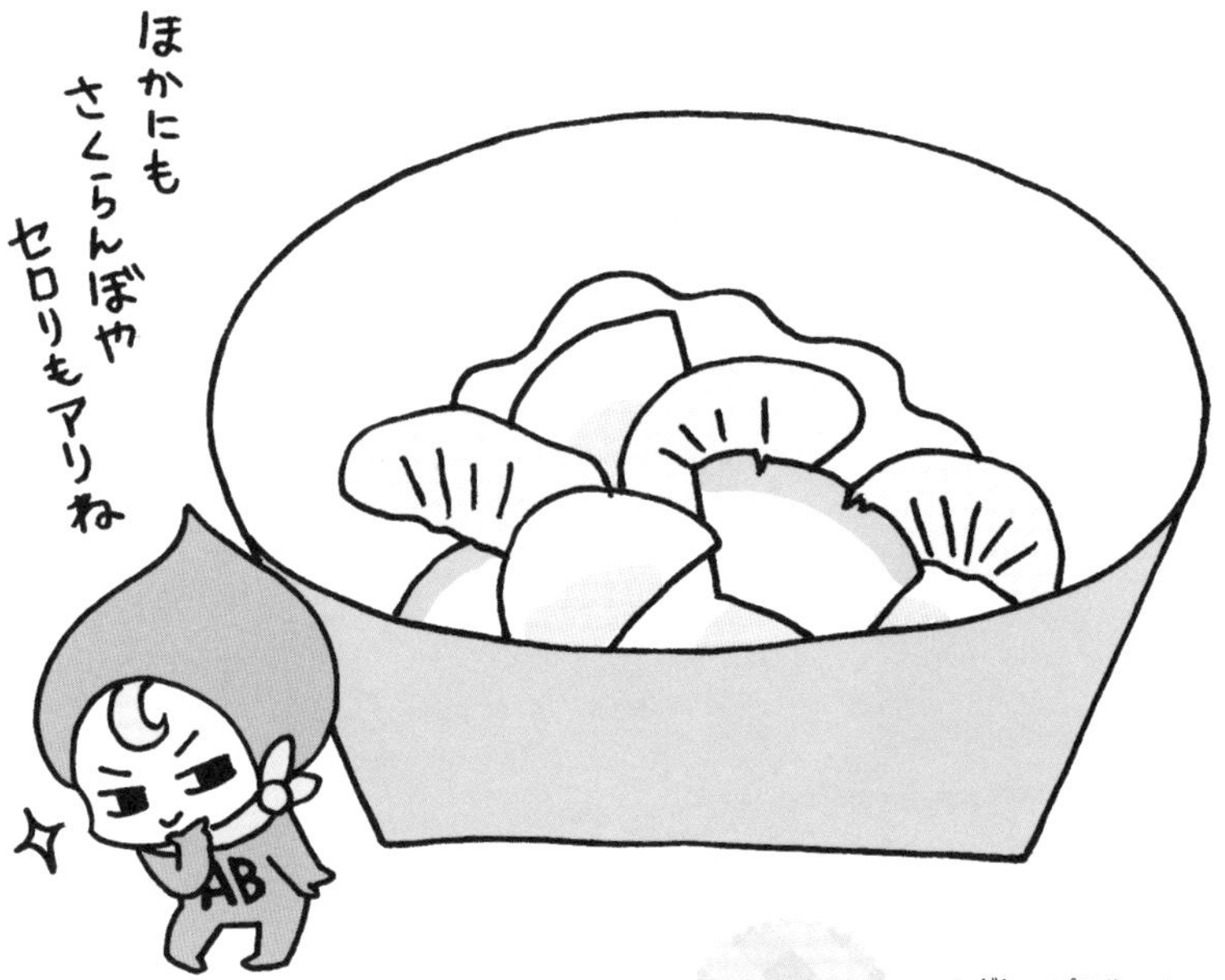
ほかにも
さくらんぼや
セロリもアリね
AB

AB型に合う食材はコレ！

- グレープフルーツ
- キュウリ
- オリーブオイル

133 Kcal/1人分

材料（2人分）

グレープフルーツ…1/2個
キュウリ…1/2本
ダイコン…5cm
オリーブオイル…大さじ2
塩…小さじ1/4

作り方

❶ グレープフルーツは皮をむき、実を半分に切り、搾り汁はボウルに取っておく。
❷ キュウリとダイコンは乱切りにする。
❸ ❶の実、❷をボウルに入れる。グレープフルーツの搾り汁と、オリーブオイル、塩を加え、混ぜ合わせる。しっかり混ざったら、器に盛る。

Column 2

AB型さんにオススメのサプリメント

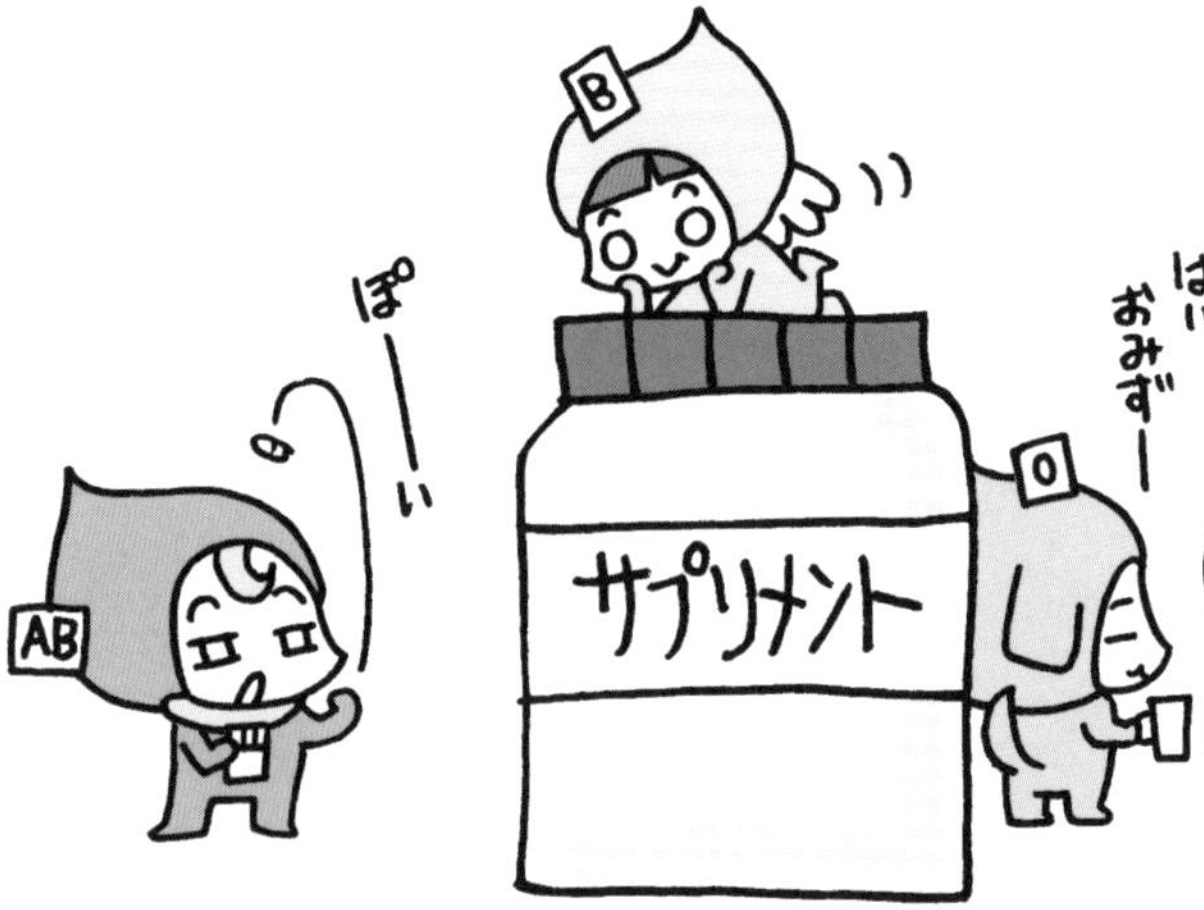

抗ストレス作用があるサプリメントをとろう

A型とB型が混合したAB型は、A型同様、特にストレスの影響を受けやすい傾向にあります。そのため、ストレス解消に効果的な抗ストレス作用があるサプリメントをとることをおすすめします。具体的には、ビタミンC、チロシンなどを摂取するとよいでしょう。

積極的にとりたいサプリメント

ビタミンC

抗ストレス作用あり。胃粘膜を保護するために食後に摂取することを心がけよう。

亜鉛

小児に限っては感染症の予防効果もある亜鉛。少量摂取するとよい。

カモミール

抗ストレス作用あり。ハーブティーなどで手軽に摂取できる。

チロシン

ストレスにさらされたときドーパミン濃度を上昇させ、ストレスを解消してくれる効果あり。

第4章

AB型さんの生活習慣ダイエット

美しく痩せるためには、食事だけでなく生活習慣の見直しも重要です。規則正しい生活を心がけることはもちろんですが、より健康的に過ごすためのヒントが、血液型にあります。

check!!

AB型さんの生活ってこんなふうになりがちだけど…

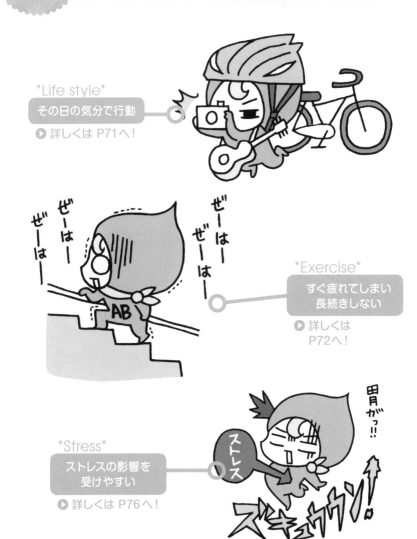

Life style

その日の気分で行動

▶ 詳しくは P71へ！

Exercise

すぐ疲れてしまい長続きしない

▶ 詳しくは P72へ！

Stress

ストレスの影響を受けやすい

▶ 詳しくは P76へ！

生活習慣 1

AB型さんのダイエット生活はこうしよう

ついついやってしまいがちな日常のちょっとした習慣。もしかして、自分の血液型には悪い影響があるかも？

Q AB型さんのダイエットの心得

A ▶規則正しい生活を1人の時間も大切に

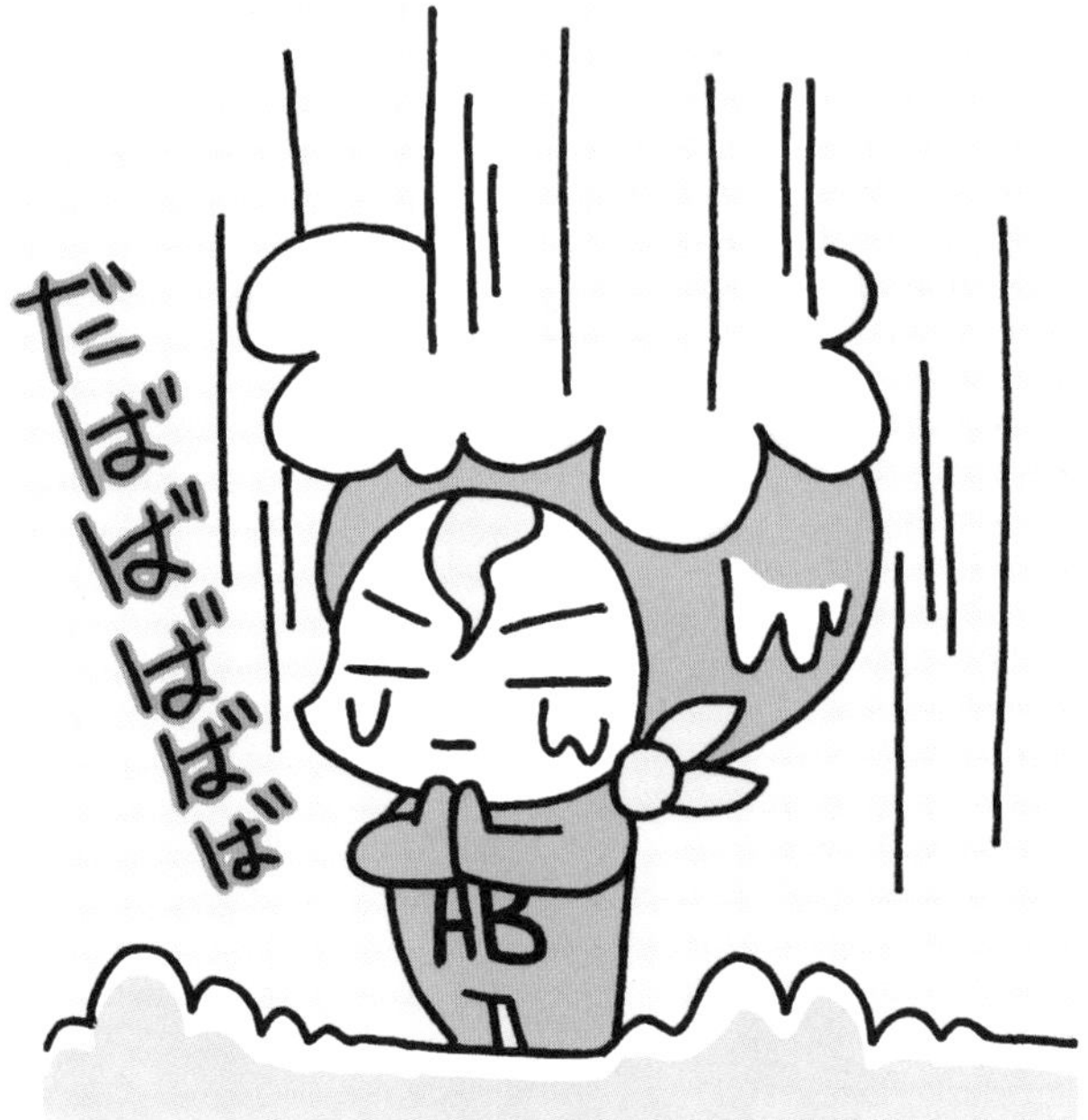

生活リズムを整え自分の時間を増やそう

気分次第で行動を変える傾向があるAB型の人は、なるべく規則正しい生活を送るよう意識してください。そして、できるだけ一人になるプライベートな時間をつくって、自分の生活リズムを整えるようにしましょう。

また、食事はなるべく一回の量を少なくして、その分回数を増やしてください。ストレス解消にカフェインをとることはおすすめできません。ストレスを感じたときは、瞑想やストレッチをするとよいでしょう。

AB型さんにおすすめのエクササイズ

効果的なエクササイズも血液型ごとに異なります。自分に合うスポーツを取り入れれば、より効率的にメリハリボディに！

Q AB型さんにぴったりなのは？

A ▶ゆったりした運動＋有酸素運動

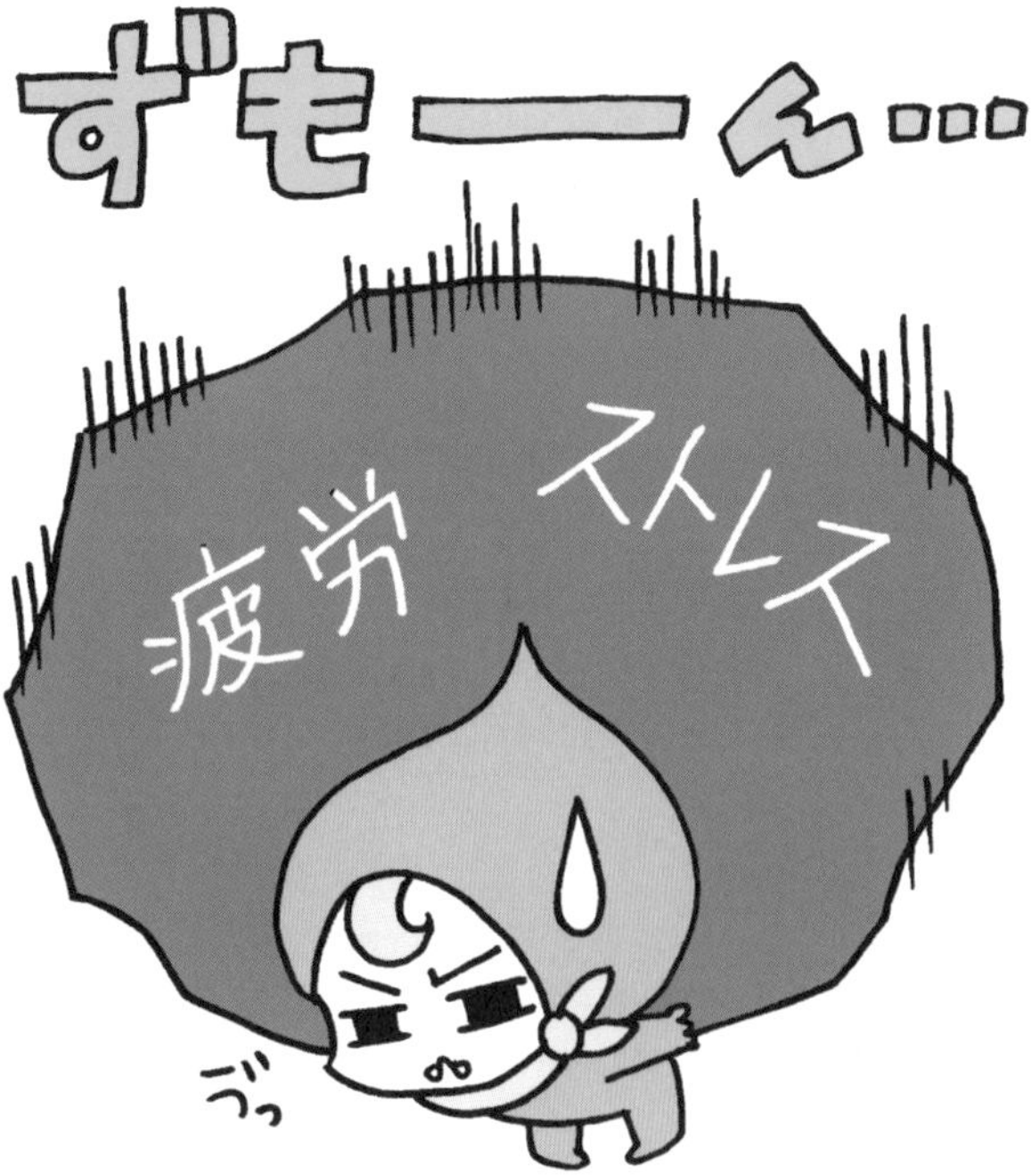

AB型は運動でストレス解消を

AB型は、A型と同じくストレスがたまりやすく、B型のように疲労を感じやすい傾向があります。そのため、エクササイズによって、ストレスと疲労を上手に解消してあげるようにするとよいでしょう。

人間はストレスを感じると、筋肉が緊張したり、血糖値が上昇し、消化器官の働きが弱まって異常な発汗が起こったりします。AB型には、リラックス効果のある運動と有酸素運動を組み合わせた運動がおすすめです。

AB型さんにおすすめのスポーツはコレ！

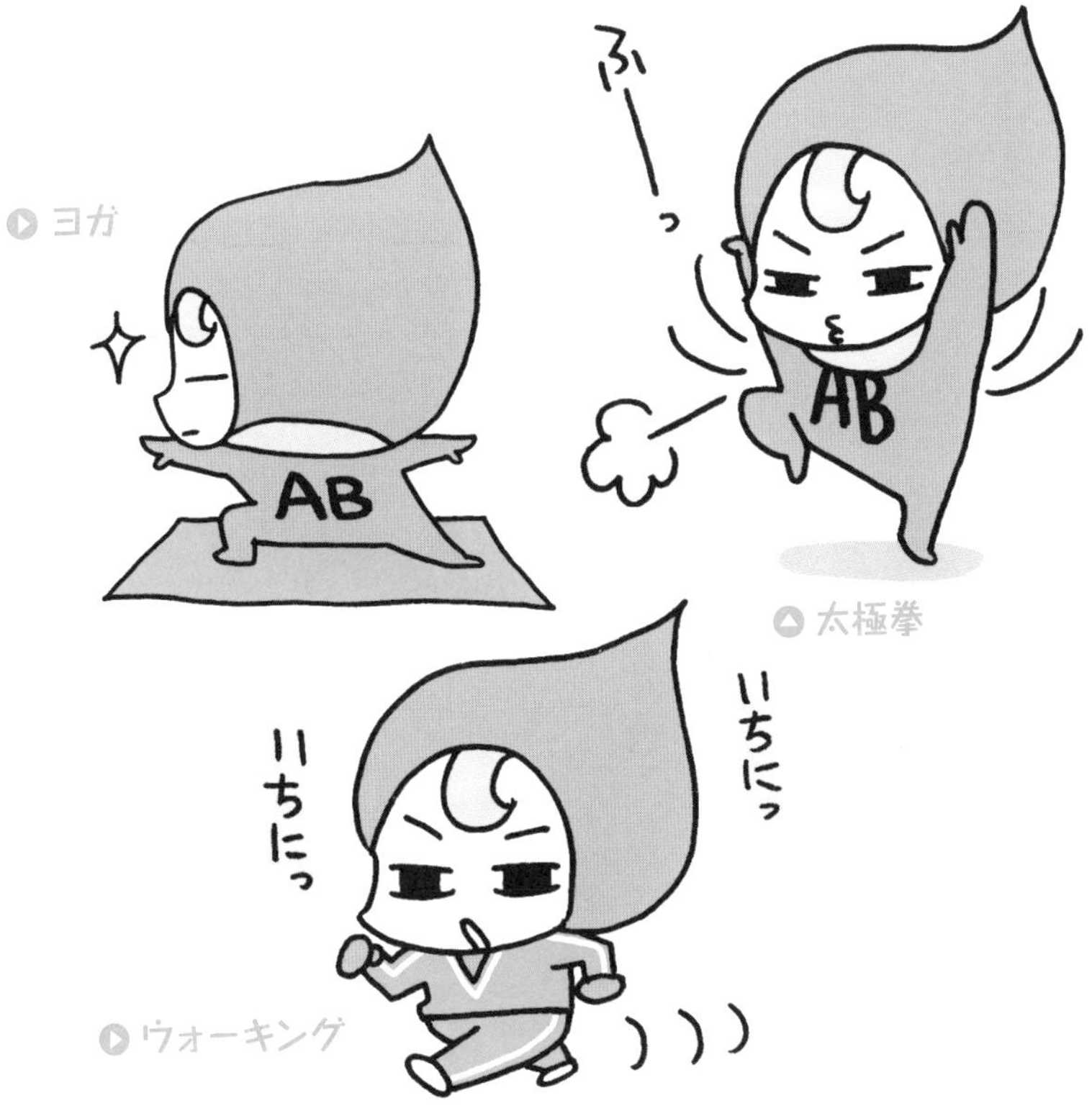

ヨガでリラックス 歩いてリフレッシュ

AB型には、全身の筋肉をくまなく使うと同時に、リラックスできる「ヨガ」「太極拳」がおすすめです。深く呼吸しながら、血液が体をすみずみまでめぐっていく状態をイメージして行ってください。

　また、「ウォーキング」もおすすめのエクササイズです。ウォーキングの際には、「吐く」と「吸う」を2対1の割合で行うとよいでしょう。肺を空にするまで吐くと、自然と空気をたくさん吸い込むことができ、体中に酸素を送ることができます。

　また、ウォーキング後は30分ストレッチをして、ゆっくり湯船につかるのが理想的です。

エクササイズの効果を高める ダイエットストレッチ

エクササイズを行うと同時に、固まった体をほぐすストレッチを取り入れてみましょう。すべての血液型に有効です。

ストレッチで脂肪燃焼 太りにくい体をつくる

自分の血液型に合った食生活をすれば、体中の細胞が活性化され、余計な脂肪が排出されていきます。その動きをさらに活発にするために、「腰椎《ようつい》エクササイズ」を行いましょう。

ダイエット効果抜群のこのエクササイズは、関節を伸ばし、筋肉を伸び縮みさせるストレッチ運動です。このストレッチ運動は、代謝を高め、太りにくい体をつくるのに有効です。また、スポーツ前の準備運動としても、すべての人におすすめできます。

6カウントストレッチで体を伸ばそう！

1 足を開いて立ち ゆっくり前屈

両足を肩幅よりも少し広めに開いて立った状態から、ゆっくりと前屈します。

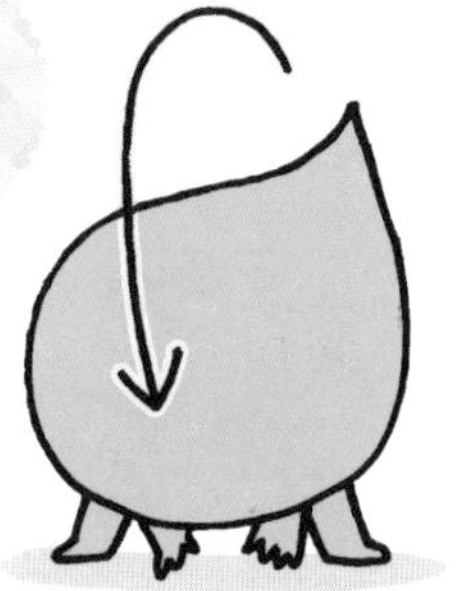

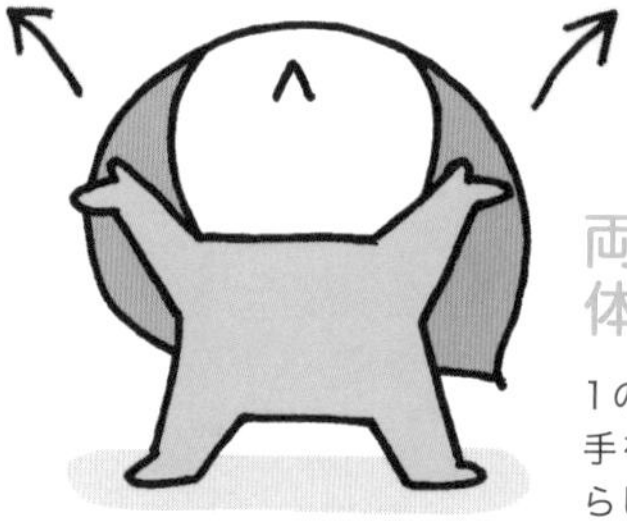

2 両手を上げて 体を反らす

1の状態から、そのままゆっくりと両手を上げ、体をできるだけ後ろへ反らします。

3

片手を上げて横に反る

片手を腰に当て、もう片手は上げて耳につけて、そのまま体を横に倒します。反対側も同様に。

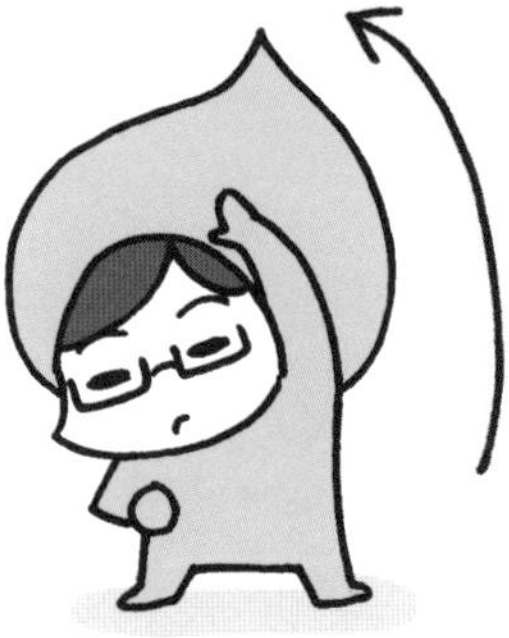

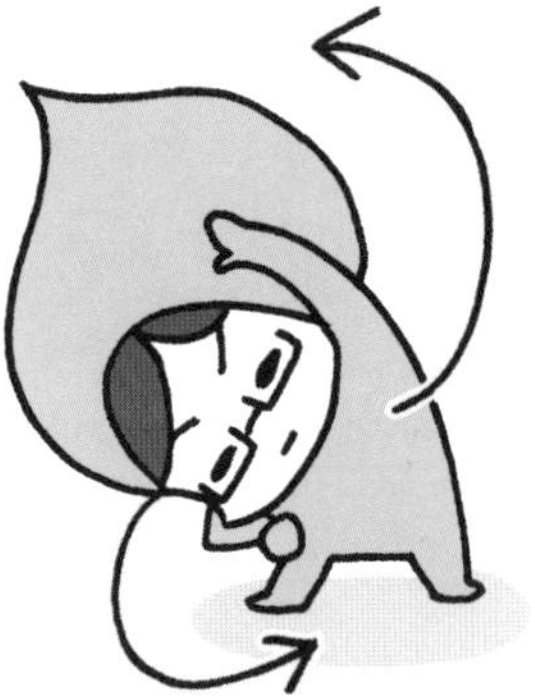

腰をひねり体を斜め前に倒す

4

片手を腰に当て、もう片手は上げて耳につけます。手を当てたほうの腰を45度前にひねり出し、同時に体を斜め前方にひねり倒します。反対側も同様に。

5

腰をひねり体を斜め後ろに倒す

片手を腰に当て、もう片手は上げて耳につけます。手を当てた方の腰を45度後ろにひねり出し、同時に体を斜め後方にひねり倒します。反対側も同様に。

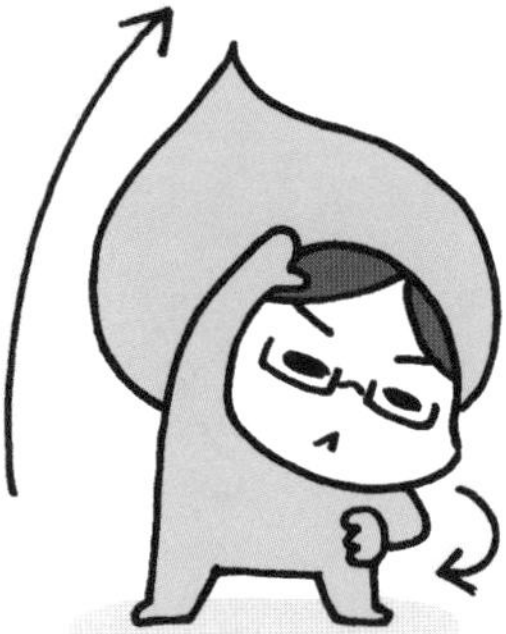

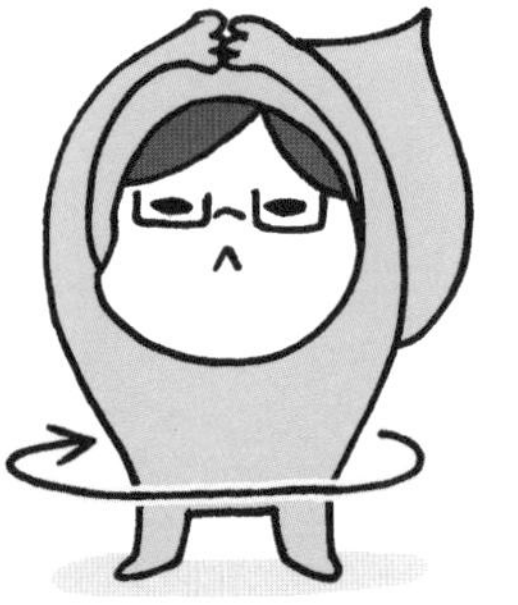

上半身を左右に回す

6

両手を頭の上で組み、上体をぐるりと右に回します。反対側も同様に。

AB型さんのストレス解消法

ストレスもダイエットの大きな敵。上手に解消するためのカギもやはり血液型にあります。まずは自分のストレスの見極めを。

Q AB型さんのストレスの感じ方は？

▶ストレスも疲労もたまりやすい A

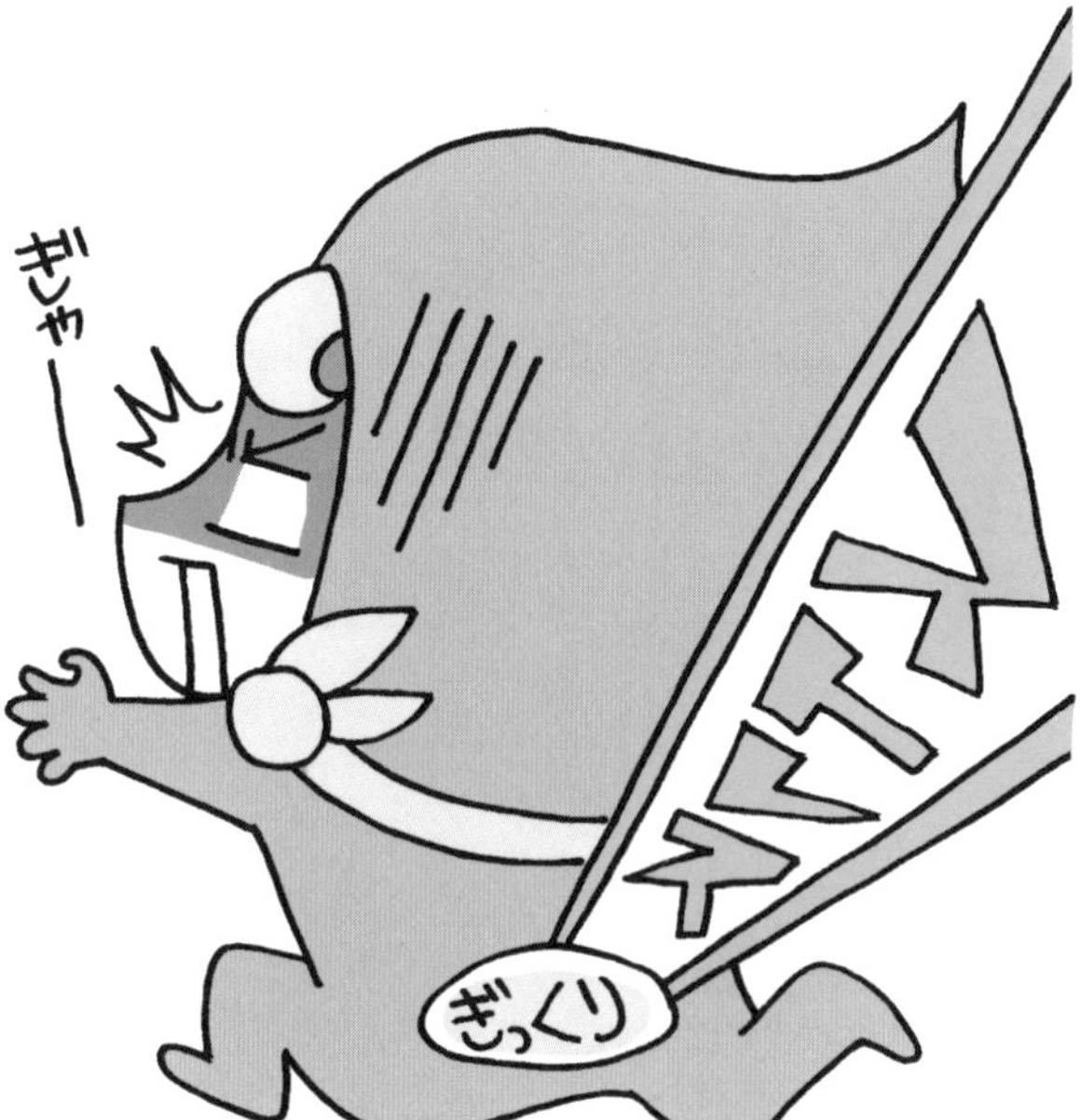

ダイエットの敵は3つのストレス

ストレスには「化学的ストレス」「構造的ストレス」「精神的ストレス」があります。そして、この3つのストレスこそが「ダイエットの敵」なのです。

「化学的ストレス」は、体を構成する化学的成分が偏ることで起こります。体に合わないものを食べていると知らないうちに「化学的ストレス」がたまり、体の不調や肥満の原因となります。これを解消してくれるのが、血液型別の食事法です。

AB型さんにおすすめのストレス解消法

無理のない範囲で趣味やスポーツを楽しもう

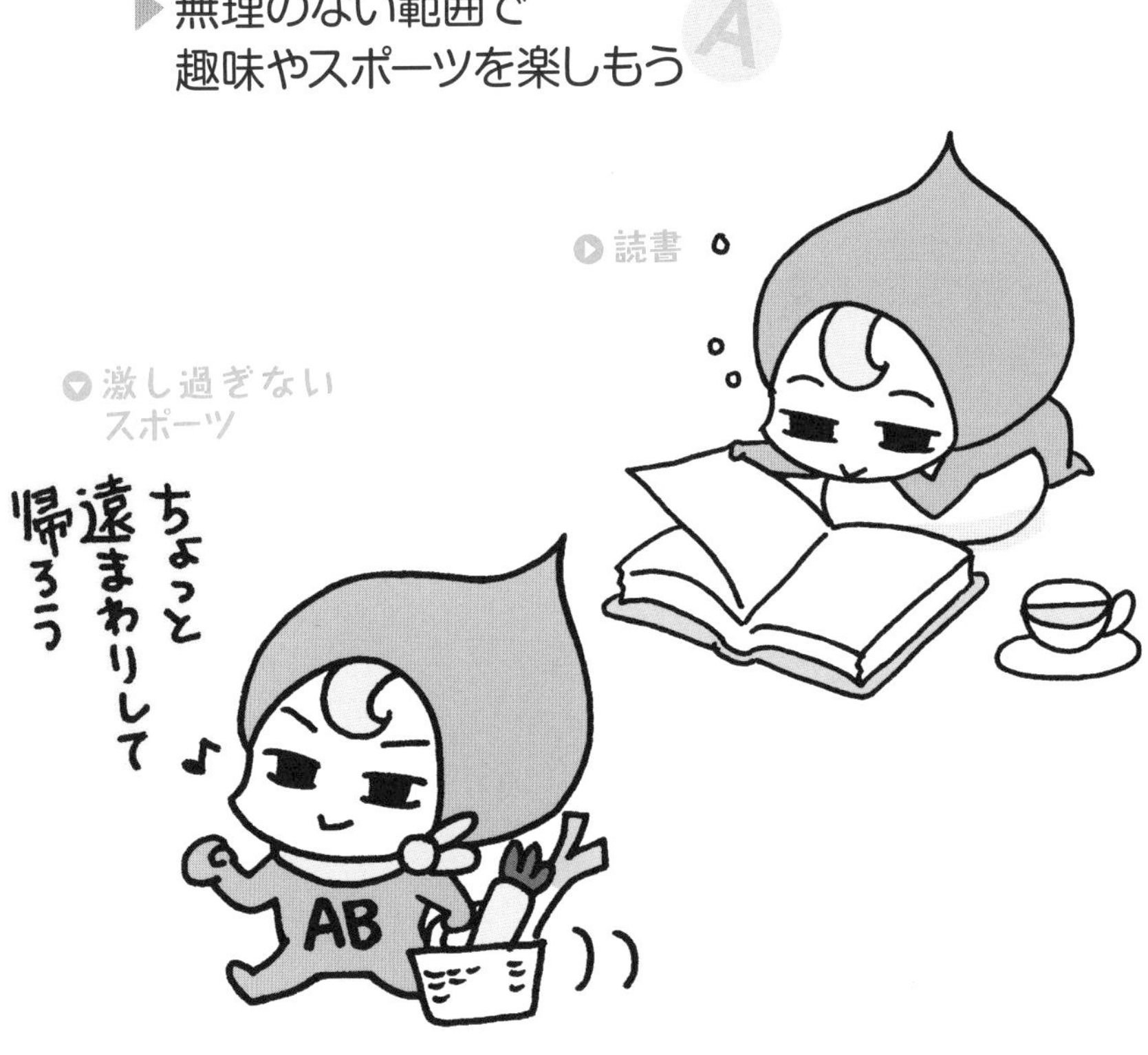
A
読書
激し過ぎないスポーツ
ちょっと遠まわりして帰ろう
AB

精神的ストレス解消もダイエット成功のカギ

2つめの「構造的ストレス」は、ギックリ腰やムチウチ症など、骨や筋肉などの構造的バランスの崩れが原因。予防にはストレッチで正しい姿勢をつくることが大切です。3つめの「精神的ストレス」は、人間関係や生活の中で感じるイライラやプレッシャーから生じます。これは、エクササイズや趣味で解消するのが効果的。ただし、AB型は激しい運動などでストレスを発散するのには向いていません。どちらかといえば、部屋で静かに読書をしたり、好きなスポーツを楽しんだり、無理のない範囲でエクササイズや趣味を楽しんだりするのがよいでしょう。

Column 3

みんなのダイエット報告会

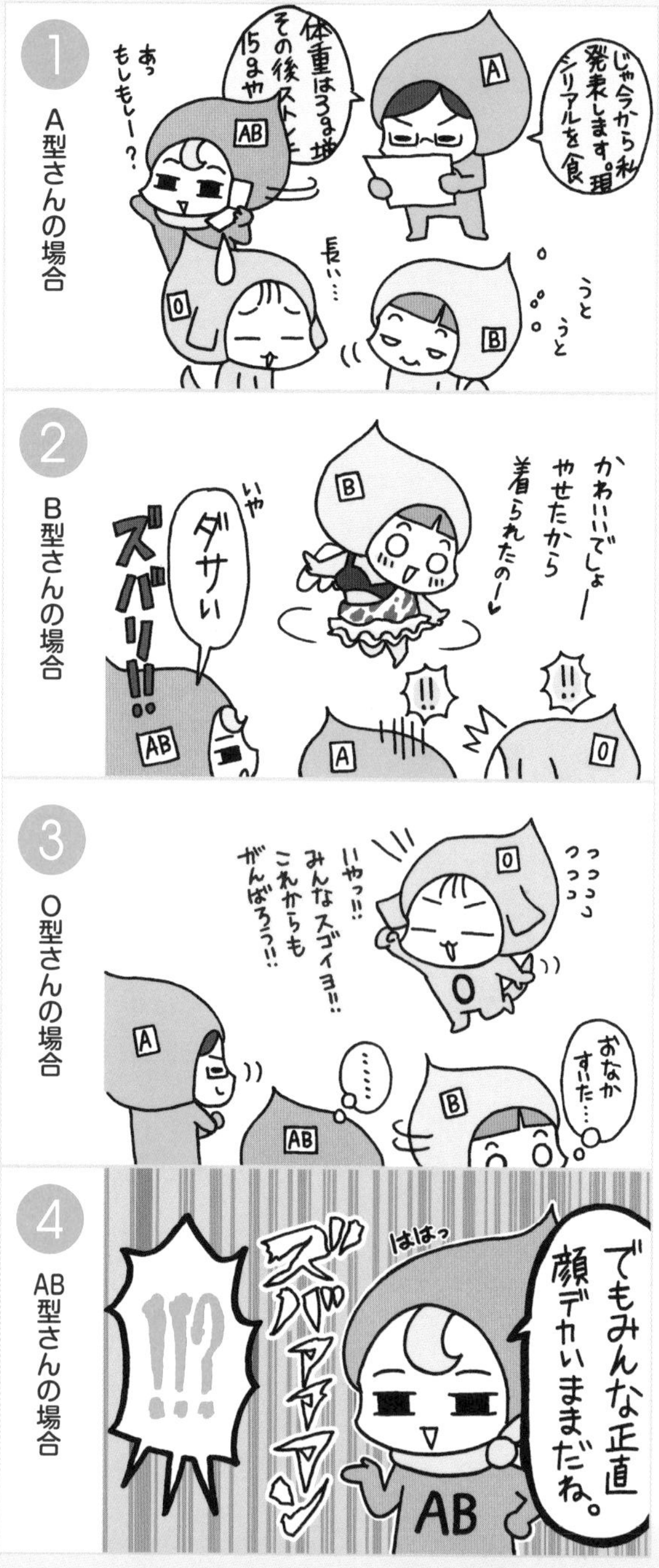

ダイエット成功！

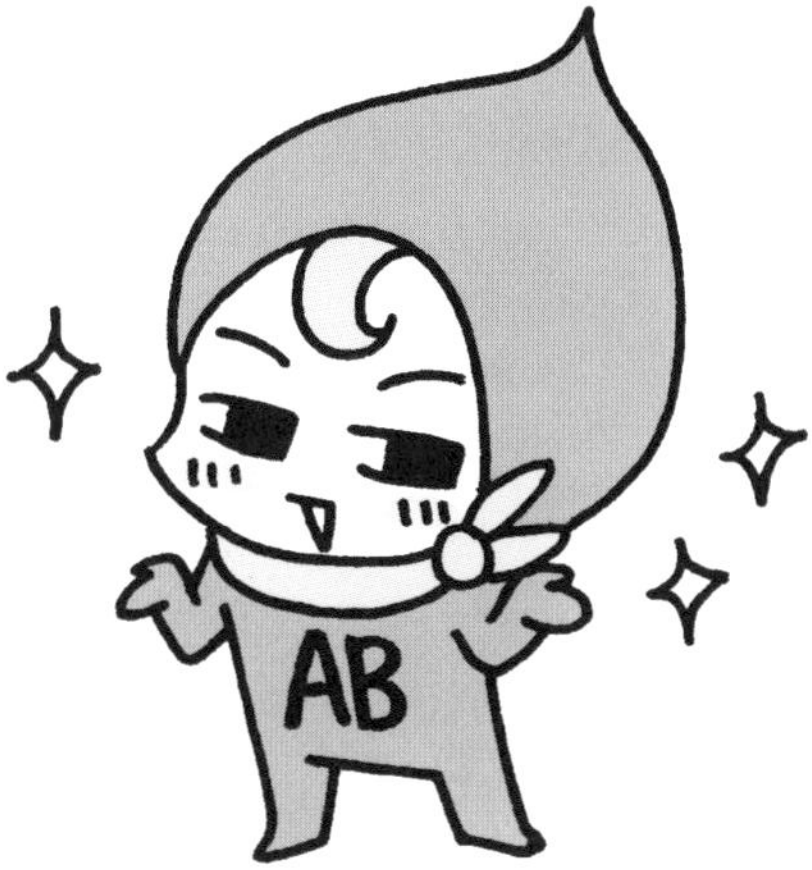

著者紹介

中島旻保（なかしま・ふみやす）

1949年、富山県生まれ。中島カイロプラクティックセンター院長、日本統合医療学会代議員、臨床ゲノム医療学会ゲノムドクター認証医。米国アイオワ州パーマーカイロプラクティック大学にて、基礎医学から小児科学、産婦人科学、心理学まで幅広く習得。その後、臨床診断学、X線学を専攻し、独自の自然医療を確立する。現在、米国連邦政府公認ドクターオブカイロプラクティック（D.C.）として診療を行う傍ら、講演や雑誌、書籍の執筆、メディアへの出演など幅広く活躍中。著書に『O型は深夜に焼肉を食べても太らない?』（講談社+α新書）など。

スタッフ

イラスト　**アサイチエ**

装丁　**鈴木大輔・江崎輝海（ソウルデザイン）**

本文デザイン・DTP　**伊藤えりか、末永彬子（ライラック）**

レシピ監修　**上野穂奈美**

編集協力　**小酒真由子**
株式会社KWC

本書の内容に関するお問い合わせは、お手紙かメール（jitsuyou@kawade.co.jp）にて承ります。恐縮ですが、お電話でのお問い合わせはご遠慮くださいますようお願いいたします。

参考文献

前川輝光『血液型人間学 - 運命との対話』（松籟社）1998年／D・D・パーマー『Nutritional Science Notebook』（Palmer College of Chiropractic）1975年／ピーター・J・ダダモ『ダダモ博士のNEW血液型健康ダイエット』（集英社文庫）2004年／藤田紘一郎『血液型の科学』（祥伝社）2010年／三輪史朗『血液とからだ』（創元社）1981年

新装版　血液型ダイエット

AB型さんダイエット

2012年12月30日　初版発行
2020年1月20日　新装版初版印刷
2020年1月30日　新装版初版発行

著　者　**中島旻保**

発行者　**小野寺優**

発行所　**株式会社河出書房新社**
〒151-0051　東京都渋谷区千駄ヶ谷2-32-2
電話　03-3404-1201（営業）／03-3404-8611（編集）
http://www.kawade.co.jp/

印刷・製本　**図書印刷株式会社**

Printed in Japan
ISBN978-4-309-28779-9

*本書は2012年12月に小社より刊行いたしました、同タイトルの書籍の新装版です。